ERNÄHRUNGS-DOC
DR. MATTHIAS RIEDL

NIE WIEDER DICK NACH DER ABNEHMSPRITZE

Die Dr. Riedl-Formel für langfristiges Schlankbleiben

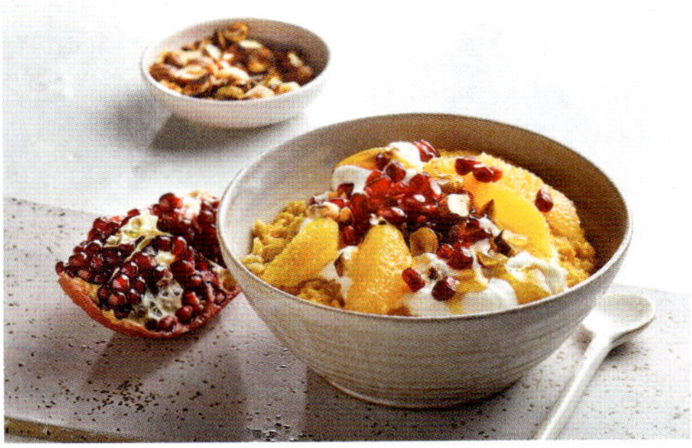 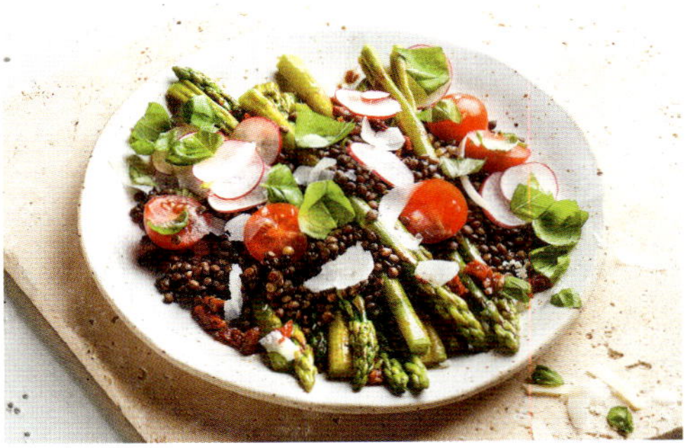

Inhalt

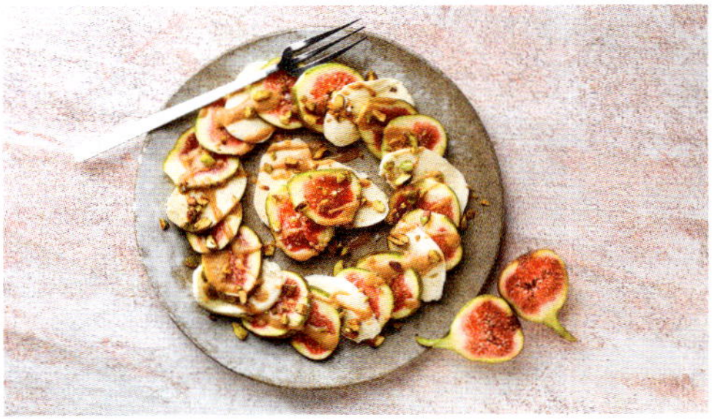

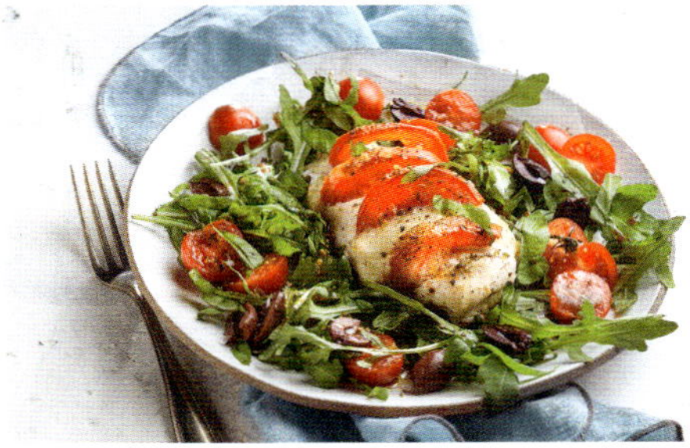

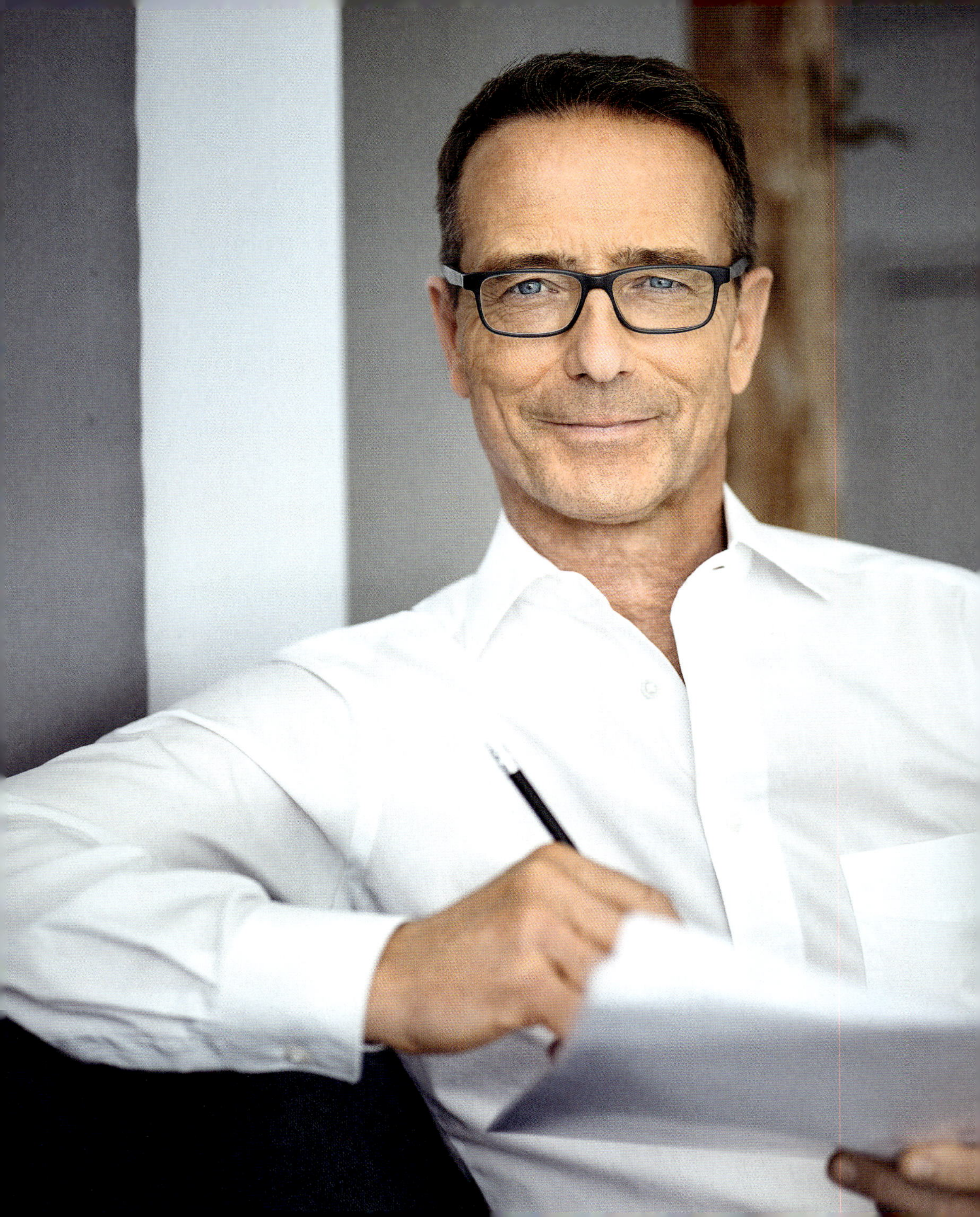

Die Abnehmspritze auf den Punkt gebracht

Lieber Herr Dr. Riedl, als anerkannter Ernährungsexperte sagen Sie ganz klar »Ja« zur Abnehmspritze. Warum?

Matthias Riedl: Einfach, weil ich in meiner medizinischen Praxis sehr gute Erfahrungen damit gemacht habe. Wir setzen im medicum Hamburg Liraglutid schon seit über einem Jahrzehnt in der Therapie von Typ-2-Diabetes ein – mit viel Erfolg. Liraglutid ist der »Vorläufer« von Semaglutid, der Wirkstoff in den Abnehmspritzen.

In der Diabetes-Therapie geht es doch aber zunächst darum, den Blutzuckerspiegel ins Gleichgewicht zu bringen, oder nicht?

MR: Richtig, in diesem Fall müssen wir den Insulinstoffwechsel wieder in den Griff bekommen und den Blutzuckerpegel stabilisieren. Dabei helfen unter anderem Wirkstoffe, die solchen Hormonen ähneln, die bei Gesunden auf natürliche Weise im Darm gebildet werden. Sie sorgen dafür, dass unsere Bauchspeicheldrüse nach dem Essen die passende Menge Insulin ausschüttet. Bei Diabetes mangelt es an diesen Hormonen – auch deswegen hakt die Insulinproduktion. Künstliche Inkretine, so nennt man diese Darmhormone, helfen aber nicht nur verlässlich, den Blutzuckerspiegel zu senken. Viele Betroffene nehmen durch sie auch sehr, sehr gut ab. Im Gegensatz zur Gabe von Insulin. Denn das macht leider fürchterlich dick.

So wird aus einem Antidiabetikum ganz nebenbei ein Abnehmmittel?

MR: Tatsächlich wollen einige das Präparat gar nicht mehr absetzen, wenn es ihren Blutzucker und ihr Gewicht stark gesenkt hat, obwohl es dann gar nicht mehr nötig wäre. Manche unserer Patienten und Patientinnen gehen auf 160, 180 Kilogramm zu, können sich kaum mehr bewegen und landen letztendlich im Rollstuhl. In solchen schweren Fällen ist die Abnehmspritze oft die letzte Rettung. Und ja: Aufgrund unserer Erfahrung setzen wir heute Semaglutid auch in der Adipositas-Therapie ein und beraten dahin gehend. Seit der Zulassung 2018 verschreiben wir im medicum das Präparat Ozempic und seit Juli 2023 Wegovy.

Das heißt: Spritze statt Diät?

MR: So einfach ist es leider nicht. Ich sehe eindeutig das Potenzial der Abnehmspritze, sie bleibt für mein Team und mich trotzdem nur ein weiterer Stein im Baukasten der Ernährungsmedizin. Denn eines ist klar: Der Einsatz von Wegovy und Co. bringt nur dann nachhaltig etwas, wenn er mit einer individuellen Ernährungsanalyse und vor allem einer Umstellung der Essgewohnheiten einhergeht.

Eine Ernährungsumstellung ist weiterhin das A und O?

MR: Ganz genau. Nur die Spritze und weiteressen wie bisher? Das ist für mich als Ernährungsmediziner keine Option. Spritzen, um einfach mal schnell ein bisschen abzunehmen, das ist erstens medizinisch gar nicht indiziert, das heißt: nicht angemessen. Und zweitens ergibt sich anschließend ein Problem wie bei jeder Diät: Sobald man damit aufhört, nimmt man ganz schnell wieder zu.

Ist die Abnehmspritze nichts für eine dauerhafte Anwendung?

MR: »Ich habe ja die Abnehmspritze, die macht das für mich.« – diese Einstellung ist fatal, allein schon, weil wir noch gar nicht wissen, was die Wirkstoffe über zehn oder 20 Jahre in einer Dauermedikation mit unserem Körper machen. Von einer fortlaufenden Gabe rate ich auf jeden Fall ab. Wer nur auf die Abnehmspritze setzt, der verstößt damit außerdem am Ende auch gegen meine Leitlinien als Mediziner. Denn als solcher will ich in jedem Fall die Ursachen therapieren. Übergewicht entsteht schließlich nicht durch eine fehlende Abnehmspritze, sondern durch falsches Essen oder ungünstige Gewohnheiten bei der alltäglichen Nahrungsaufnahme. Und über die Kosten haben wir noch gar nicht gesprochen. Denn die Therapie ist nicht gerade günstig.

Bleibt die optimierte Ernährung das A und O für dauerhaften Gewichtsverlust?

MR: Ja! Wir müssen lernen, uns wieder so zu ernähren, wie es unserem Körper, unserer Natur entspricht: mit der richtigen Mischung aus hochwertigem Eiweiß, gesunden Fetten und langsam wirkenden Kohlenhydraten. Genau das aber fällt vielen Menschen unendlich schwer. Denn wir leben heute in einem Schlaraffenland, das Nahrungsangebot war noch nie so groß wie heute. Dabei ist unser Stoffwechsel eigentlich darauf programmiert, genug Vorräte für Hungerphasen anzulegen, um Folgen des vor Urzeiten allgegenwärtigen Hungerns abzumildern. Abzunehmen ist aus dieser evolutionsgeschichtlichen Perspektive gesehen komplett gegen unsere Biologie. Umso wichtiger ist eine ausgewogene Ernährung. Lange sättigendes Eiweiß ist eine gute Komponente. Und Vollkornprodukte, die den Blutzucker auf einem ausgeglichenen Niveau halten. So umgehen wir Heißhungerattacken.

Aber wozu braucht es dann überhaupt noch die Spritze?

MR: Mithilfe von Semaglutid kommt unsere Verdauung auf Tempo, deshalb nimmt man relativ zügig ab. Es wirkt, was die Fettverbrennung angeht, gerade am Anfang wie ein »Brandbeschleuniger«. Das feuert bei dieser Therapie natürlich enorm an. Und genau das ist unglaublich wichtig. Denn egal, auf welchem Weg man abnehmen möchte: Der Motivationsverlust ist und bleibt die größte Gefahr, seine guten Vorsätze schließlich doch über Bord zu werfen.

Was ich außerdem festgestellt habe: In der Zeit, in der man die Spritze nimmt, können sich wie nebenbei, auf jeden Fall mit viel weniger Druck und Zwang, Veränderungen im Essverhalten etablieren. Das gelingt schließlich niemandem von einem Tag auf den anderen. Wir Menschen sind nun einmal Gewohnheitstiere. Die Spritze hält uns quasi den Rücken frei.

Sie bringt aber auch den Stoffwechsel wieder auf Spur, oder?

MR: Auf jeden Fall. Und Semaglutid hat, wie auch andere Abnehmstoffe, deren Markteintritt folgen wird, auch noch andere positive Effekte. Es wirkt zum Beispiel antientzündlich, senkt den Blutdruck, mindert den

Fettanteil in der Leber, reduziert das gefährliche Bauchfett. Allerdings gilt auch das alles nur in der Zeit, in der das Präparat gespritzt wird. Deshalb wird der Stoffwechsel leider nicht dauerhaft wieder auf die richtige Fahrbahn gelenkt, sondern nur künstlich umgeleitet.

Ganz ohne ist das aber alles auch nicht. Man liest immer wieder von heftigen Nebenwirkungen der Abnehmspritzen.

MR: Ernste Nebenwirkungen habe ich in den über zehn Jahren, die wir mit Liraglutid arbeiten, noch nicht erlebt. Meiner Erfahrung nach ist die Verträglichkeit bis auf Übelkeit sehr gut. Wobei Übelkeit ja auch zeigt, dass das Mittel wirkt. Schließlich kommt es dadurch unter anderem zu einem starken Sättigungsgefühl, als hätte man zu viel gegessen. Und dass einem da auch mal schlecht wird, das kennt vermutlich jeder. Für gewöhnlich lässt diese Übelkeit außerdem mit der Zeit nach. Nur in sehr wenigen Fällen wird es im Laufe der Behandlung gar nicht besser. Dann setzen die Betroffenen das Medikament eben wieder ab.

Wie lange sollte man die Spritze für eine optimale Wirkung anwenden?

MR: Ich empfehle einen Zeitraum von etwa sechs Monaten. Doch wenn sich nach etwa drei Monaten keine Gewichtsveränderung abzeichnet, sollte man über den Abbruch der Therapie sprechen. Solches Therapieversagen taucht vereinzelt auf.

Gegenfrage: Ab wann bewirkt sie nichts mehr?

MR: Ab dem sechsten Monat tut sich in der Regel immer weniger. Mehr Gewichtsverlust geht dann nur mithilfe einer verbesserten Ernährung. Und durch mehr Bewegung. Genau deshalb ist es so wichtig, rechtzeitig auch damit anzufangen. Denn während das Abnehmen mit Semaglutid anfangs sehr schnell geht, dann aber irgendwann ins Stocken gerät, bringen Ernährungsumstellung und regelmäßige Bewegung anfangs vielleicht weniger, dafür nehmen ihre Effekte aber stetig Fahrt auf. Wie viele Kilos am Ende purzeln, dafür gibt es kein Limit. Wenn man am Ball bleibt, ist alles machbar. Und es ist dann auch von Dauer.

Herr Dr. Riedl, können Sie bitte noch einmal auf den Punkt bringen, wieso Sie als bekannter Ernährungsmediziner im **Team »Pro Abnehmspritze«** sind?

MR: Abnehmspritzen können den Gewichtsverlust anstoßen, eine Entwicklung ins Rollen bringen und unglaublich motivieren. Um sein Gewicht langfristig zu reduzieren und den Erfolg auch dauerhaft zu halten, ist aber Eigeninitiative und häufig zusätzlich die Unterstützung von Profis gefragt: Wir müssen uns Ernährungsfehler bewusst machen und lernen, an den richtigen Stellschrauben zu drehen. Ein Arzneimittel, das uns diese Aufgabe abnimmt, gibt es einfach nicht.

Aber dafür helfen viele Tricks sowie unglaublich leckere Lebensmittel und Gerichte bei notwendigen Veränderungen. So kommen wir unserem Wunschgewicht Schritt für Schritt näher.

Die Abnehmspritze ist für mich ein Paradigmenwechsel: Erstmals verfügen wir über ein hochwirksames Präparat ohne gefährliche Nebenwirkungen. Zusammen mit der richtigen Ernährung wird damit in vielen Fällen die Magenverkleinerung, bisher letzter Ausweg, unnötig werden. Bevor man eine solche OP in Betracht zieht, sollte man es unbedingt mit der Abnehmspritze in Kombi mit einer optimierten Ernährung versuchen!

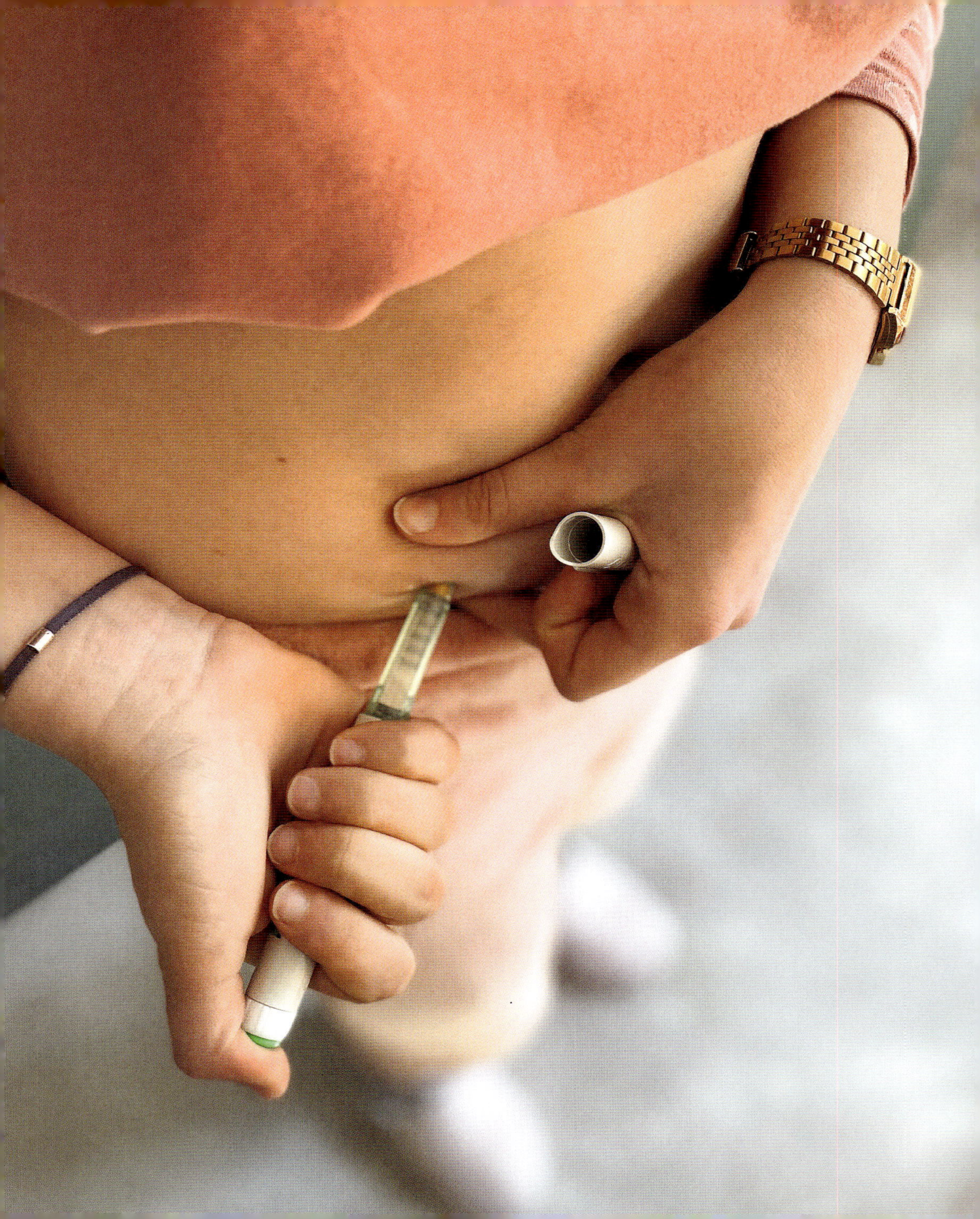

ABNEHMSPRITZEN: DER FAKTENCHECK

Abnehmen mit nur einem Piks?

Verständlich, dass es vielen Übergewichtigen als »Heilsversprechen« erscheinen mag, was die Pharmaindustrie alles für sie bereithält. Bereits vor rund zehn Jahren gab in einer Umfrage der Stiftung Warentest jeder Sechste an, schon einmal ein frei verkäufliches Schlankheitspräparat ausprobiert zu haben. Die Wenigsten waren allerdings vom Erfolg überzeugt.[1]

Im Gegensatz dazu sind die Aussichten mit den modernen Abnehmspritzen enorm – der durchschnittliche Verlust von einem Viertel des Ausgangsgewichts in etwas mehr als eineinhalb Jahren sind machbar.[2]

Fakten: Semaglutid

Unter der Bezeichnung Ozempic ist Semaglutid bereits seit einigen Jahren als Antidiabetikum für Erwachsene im Einsatz – seit 2018 auch hierzulande. Denn es kann eine körpereigene und ausreichende Insulinbildung ermöglichen, selbst wenn die Bauchspeicheldrüse kaum mehr Insulin herstellt und ihre Zellen deswegen nur noch wenig Glukose aus dem Blut aufnehmen können. Bei regelmäßiger Ein-nahme muss dann weniger bis gar kein Insulin mehr injiziert werden – solange man stattdessen wöchentlich seine Dosis Ozempic spritzt.

Kein Einzelfall: Die Wirkung der Abnehmspritzen ist durch mehrere Studien wissenschaftlich belegt.[3] Genügt in Zukunft ein wöchentlicher Piks?

Vom Diabetes-Medikament zum Abnehmmittel

»Endlich sorglos abnehmen!«, mögen sich viele Übergewichtige gedacht haben, als im Juli 2023 in Deutschland die offizielle Markteinführung von Wegovy erfolgte. Dem Medikament des dänischen Pharmaunternehmens Novo Nordisk eilte der Ruf eines »Wundermittels« voraus: massive Gewichtsabnahme, schnell und mühelos. Der Wirkstoff heißt Semaglutid.

Das klappt, weil Typ-2-Diabetes nicht allein eine Folge von Insulinresistenz ist. Denn bei dieser Erkrankung nimmt auch die Bildung anderer Hormone ab, die den Blutzucker beeinflussen. Eines davon ist Glucagon-like Peptide 1, kurz GLP-1. Es zählt zu den Inkretinen und damit zu einer Hormonfamilie, die nahrungsabhängig im Magen-Darm-Trakt gebildet werden. GLP-1 regt die Bauchspeicheldrüse an, ihr Insulin auszuschütten, und reduziert gleichzeitig dessen Gegenspieler, das Glukagon. Diese zwei Hormone steuern unseren Zuckerstoffwechsel maßgeblich.

Insulin aus der Bauchspeicheldrüse verstaut den Zucker aus unserer Nahrung, der im Blut gelöst ist, an seinem Ziel. Indem Insulin an spezielle Rezeptoren der Zellmembran andockt, sperrt es wie ein Schlüssel »Türen« auf. Nur dank dieses Schlüssel-Schloss-Prinzips (Seite 15) kann Zucker an seinen Wirkungsort gelangen: in die Mitochondrien, wo er anschließend in die körpereigene Energieform ATP (Adenosintriphosphat) umgewandelt wird.

Glukagon ist der Gegenspieler des Insulins. Er nimmt eine tragende Rolle bei der Umwandlung von körpereigenen Zuckervorräten ein. Denn benötigen wir den Zucker nicht zur Energiegewinnung, wird er in Form von Glykogen gespeichert. Das wird in Leber oder Muskeln zwischengelagert. Sinkt der Blutzuckerspiegel unter ein bestimmtes Level und wird das Defizit nicht durch Nahrung ausgeglichen, wird das Glykogen wieder zu Glukose zurückgebaut und steht damit auch wieder als Energieträger zur Verfügung.

Indem GLP-1 diese beiden Hormone reguliert – also auf der einen Seite die Ausschüttung von Insulin stimuliert, auf der anderen die von Glukagon senkt –, hält es den Blutzuckerspiegel stabil und verhindert auf diese Weise gefährliche Blutzuckerspitzen.

Genau hier setzt Ozempic an: Sein Wirkstoff, Semaglutid, ist ein sogenannter GLP-1-Rezeptor-Agonist, synthetisch hergestellt. Dennoch dockt der Wirkstoff an denselben Rezeptoren an und wirkt genauso wie das natürlich hergestellte GLP-1.

So wirkt GLP-1

- steigert die Insulinausschüttung
- hemmt die Glukagonsekretion
- verzögert die Magenentleerung
- wirkt appetitmindernd
- vermindert die Cortisolsekretion, wodurch das Körpergewicht sinkt

Für die breite Masse interessant ist jedoch die immense Gewichtsreduktion durch Semaglutid. Und spätestens seit zahlreiche US-Prominente schier unglaubliche Abnehmerfolge mit ihm erzielt haben, sorgt das Präparat in den (sozialen) Medien für gehörigen Wirbel.

Als dann 2021 die STEP-1-Studie ergab, dass Semaglutid auch beim Abnehmen hilft, wenn man keinen Diabetes hat und die Indikation in den USA auf die Behandlung von Adipositas ausgeweitet wurde, reagierte Novo Nordisk prompt[4]. Zwar war es auch zuvor möglich, ein ärztliches Rezept für Ozempic an Nichtdiabetiker auszustellen (Off-Label-Gebrauch), doch mit dem Medikament Wegovy wird nun offiziell ein neuer Markt erobert. Dieses Präparat ist außerdem mit einer höheren Wirkstoffkonzentration ausgestattet. Der Gewichtsverlust beschleunigt sich dadurch noch einmal.

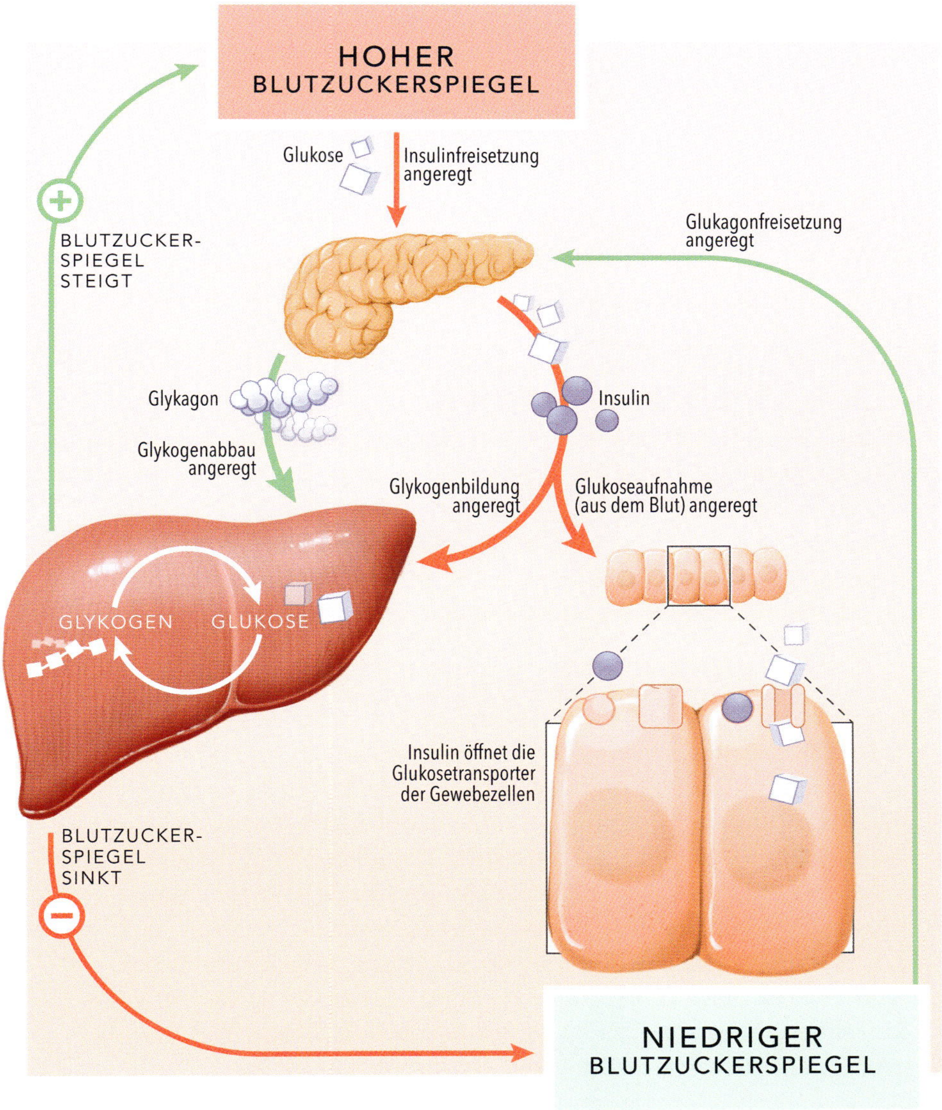

Unser Körper reguliert mithilfe von Insulin und Glukagon den Blutzuckerspiegel – per Schlüssel-Schloss-Prinzip bringt Insulin den Zucker in die Zellen.

So wirkt Semaglutid

Dass die Pfunde bei regelmäßiger Anwendung von Semaglutid purzeln, liegt nicht nur daran, dass es den Zuckerstoffwechsel positiv beeinflusst. Der Wirkstoff reguliert den Appetit zudem noch auf anderen Wegen. Semaglutid greift folgendermaßen in unseren Organismus ein, es:

- reduziert zum Beispiel die Beweglichkeit (Motalität) des Magen-Darm-Trakts und verlangsamt so die Magenentleerung. Dadurch bleibt man länger satt und isst automatisch weniger.
- greift »ganz oben« in die Appetitregulation ein: im Hypothalamus, der Steuerungszentrale für Hunger und Sättigung. Dockt der Wirkstoff an den entsprechenden Rezeptoren an, funkt das Gehirn: »Genug gegessen, ich bin satt.« Eine Studie zeigte, dass nach 20 Wochen Semaglutid-Therapie bei jeder Mahlzeit durchschnittlich 35 Prozent weniger Lebensmittel aufgenommen wurden.[5]
- vermindert den Ausstoß von Cortisol bei niedrigem Blutzucker.[6] Dieses Hormon sorgt dafür, dass wir bei Stress vermehrt Hunger haben – vor allem nach kohlenhydratreichen Produkten, die schnelle Energie versprechen.
- beeinflusst anscheinend indirekt außerdem das körpereigene Belohnungssystem und lässt den Heißhunger nach besonders fettreichen, herzhaften Lebensmitteln schrumpfen.[7]

Schnellere Sättigung, weniger Appetit, kein Heißhunger – und schon gar nicht auf Fast Food und hochprozessiertes Lebensmittel. Kein Wunder, dass uns die Anzeige der Waage fröhlich stimmt. In einer Studie (Dauer: 68 Wochen) verloren Männer und Frauen 15,3 Kilogramm im Schnitt – und damit fast 15 Prozent ihres durchschnittlichen Ausgangsgewichts (das lag bei 102 Kilogramm). In der Vergleichsgruppe, die statt Semaglutid ein Placebo erhielt, waren es lediglich 2,6 Kilogramm bzw. (2,4 Prozent).[8] Dabei schmolz auch das viszerale Fett (die Extrakilos am Bauch), das im Übermaß gesundheitsgefährdend wird, da es besonders stoffwechselaktiv ist. Der Taillenumfang in der Semaglutid-Gruppe betrug nach Studienende im Schnitt 9,4 Zentimeter weniger als in der Vergleichsgruppe.

Wichtig ist dabei: Trotz der blutzuckersenkenden Wirkung kommt es nicht zu Unterzuckerungen. Der Grund: Semaglutid senkt den Blutzucker nur oberhalb des Normwertbereichs.

Für wen ist Wegovy zugelassen?

Schnell mal ein paar Spritzen setzen, um im Strandurlaub eine gute Figur zu machen? Verlockend. Es mag wie ein Allzweckmittel gegen Speckrollen vermarktet werden, doch wir dürfen nicht vergessen, dass Wegovy immer noch ein rezeptpflichtiges Medikament ist.

Die Europäische Arzneimittelkommision (EMA) hat Wegovy 2023 ausschließlich zur Adipositas-Behandlung zugelassen. Dementsprechend darf ich als Arzt es erst ab einem BMI von 30 aufwärts verschreiben. Eine Ausnahme sind Betroffene mit Erkrankungen, die von Übergewicht angestoßen werden (Bluthochdruck, erhöhte Blutfettwerte oder Typ-2-Diabetes), und einem BMI von 27 und höher sowie stark adipöse Jugendliche ab 12 Jahren.

Für wen ist Wegovy nicht geeignet?

- Menschen mit einem BMI unter 30 (Ausnahme sind Patientinnen und Patienten mit einem BMI von 27 aufwärts und gewichtsassoziierten Erkrankungen)
- Schwangere und Stillende sowie für Kinder unter 12 Jahren
- Bei einer Allergie gegen Semaglutid oder andere Bestandteile des Mittels
- Bei Typ-1-Diabetes, stark eingeschränkter Leber- und Nierenfunktion, schwerer Herzinsuffizienz sowie Retinopathie (diabetesbedingte Netzhautschädigung) wird die Anwendung nicht empfohlen. Dasselbe gilt, wenn bereits ein anderes Präparat zur Gewichtsreduktion eingenommen wird.[9]

Allerdings sollte die Spritze auch in diesen Fällen nie die erste Wahl sein, sondern vorrangig denen helfen, die viele andere Wege erfolglos probiert haben. Sie ist zudem immer als Ergänzung zu einem neuen Ernährungsverhalten und mehr Bewegung gedacht. Denn nur im Zusammenspiel mit diesen lässt sich das neu gewonnene Gewicht auch dauerhaft halten. Doch dazu später noch mehr (Seite 52, 20 : 80 – das Erfolgskonzept).

Wie Semaglutid bei Normalgewichtigen wirkt, darüber gibt es bisher keine Studien. Es ist jedoch anzunehmen, dass der Gewichtsverlust bei Weitem nicht dem von Übergewichtigen entspricht. Viele, so zeigt die Erfahrung bisher, nehmen gar nicht ab. Dazu muss man beachten, dass die Langzeitfolgen noch nicht abzusehen sind. Daher rate ich von einer Anwendung ohne Indikation dringend ab.

Wie wird das Medikament verabreicht?

Wie bei synthetischem Insulin üblich, kann Wegovy mithilfe eines Fertigpens verabreicht werden. Das ist eine spezielle »Spritze«, deren Nadel man nicht selbst in die Haut stechen muss, sondern die auf Knopfdruck herausspringt. Injiziert wird unter die Haut von Bauch, Oberarm oder Oberschenkel. Im Gegensatz zur Insulintherapie, bei der nicht selten bis zu dreimal täglich gespritzt werden muss, genügt bei Wegovy tatsächlich nur eine Spritze pro Woche.

Die Menge des Wirkstoffs wird dabei von Monat zu Monat kontinuierlich gesteigert: Es beginnt mit 0,25 Milligramm in Woche 1 und wird bis zu Woche 17 langsam immer mehr. Ab dann beträgt die wöchentliche Dosis 2,4 Milligramm (mehr als doppelt so viel wie bei dem Präparat Ozempic).

Wegovy-Dosierungen im Therapieverlauf

Woche	1–4	5–8	9–12	13–16	17+
Dosis (mg)	0,25	0,5	1	1,7	2,4

Weitere Erhöhungen sind nicht empfohlen und erzielen, nach derzeitigem Studienstand, keine Effekte auf das weitere Gewichtsmanagement.[10]

Mögliche Nebenwirkungen

Der obligatorische Blick auf den Beipackzettel kann im ersten Moment abschrecken, denn die Liste der unerwünschten Nebenwirkungen ist lang – vor allem, was Beschwerden im Magen-Darm-Trakt betrifft. Tatsächlich sind laut Studienergebnissen Erbrechen, Übelkeit, Bauchschmerzen, Durchfall, jedoch auch Verstopfung, sehr häufig. Ebenso klagte man bei den Studien häufiger über Magenschleimhautentzündung, Reflux, Aufstoßen, Blähungen und Spannungsgefühl im Bauch. Eine US-amerikanische Datenbankanalyse zeigt zudem, dass es in seltenen Fällen sogar zu Gallenerkrankungen, akuter Entzündung der Bauchspeicheldrüse (Pankreatitis), Gastroparese und Darmverschluss kommen kann.[11] Bei Menschen mit Typ-2-Diabetes traten zudem Fälle von Unterzuckerung (Hypoglykämie) und Schädigungen der Netzhaut (Retinopathie) auf.

Häufige Beschwerden

Das Einzige, worunter wirklich viele leiden, ist die Übelkeit – wobei ich den Betroffenen hier fast immer die Bedenken nehmen kann. Denn Übelkeit ist im Grunde ja ein Anzeichen dafür, dass die Spritze wirkt und ihren Sinn erfüllt.

Natürlich kann ich verstehen, wenn man Angst vor einem neuen Medikament und seinen Auswirkungen hat. In meiner Sprechstunde sagen mir viele klipp und klar, dass ihnen diese neue Therapie zu riskant ist. Allerdings habe ich als betreuender Arzt in meiner täglichen Praxis noch keine schweren Nebenwirkungen erlebt. Selbst Verstopfung und Durchfall, die bei einem solchen Präparat, das gezielt auch auf den Magen-Darm-Trakt wirkt, im Prinzip selbstverständlich sind, traten bei unseren Therapiebegleitungen bisher nur sehr selten auf.

Semaglutid verzögert nicht nur die Magenentleerung, sondern »manipuliert« auch den Sättigungsschalter im Gehirn. Dadurch hat man schnell das Gefühl, man habe sich übergessen. Und ein extremes Sättigungsgefühl wird oft als Übelkeit empfunden. Kennt vermutlich jeder von uns.

Weil man außerdem mit der Zeit lernt, welche Essensmengen gut verträglich sind und wie wenig man nur noch braucht, um sich satt zu fühlen, können sich die meisten mit den Beschwerden arrangieren, ehe sie sich nach ein paar Wochen meist von ganz allein legen. Nur in sehr seltenen Fällen hält die Übelkeit an oder ist so stark, dass wir im gemeinsamen Beratungsgespräch entscheiden, die Behandlung abzubrechen.

Doch nicht nur der Magen-Darm-Trakt kann auf das Medikament reagieren, auch das allgemeine Befinden ist zuweilen beeinträchtigt: Kopfschmerzen und Schwindel etwa sind keine Seltenheit. Dies lässt sich zum Teil auch dadurch erklären, dass der Blutdruck sinkt. Eigentlich wünschenswert. Dadurch kann es jedoch zu einem geringeren Bedarf der bereits verschriebenen Blutdrucksenker kommen oder eben zu Schwindel durch erniedrigten Blutdruck. Und auch die Gewichtsabsenkung selbst senkt den Blutdruck.

Neben Reaktionen an der Injektionsstelle tauchen auch Klagen über Haarausfall wiederholt auf. Andere Nebenwirkungen wie eine erhöhte Herzfrequenz, niedrigere Blutdruckwerte und -abfall beim Aufstehen oder Schwellungen durch Wassereinlagerungen in der Haut, vor allem im Gesicht (Angioödem) wurden zwar festgestellt, kommen aber nur gelegentlich vor. Das trifft auch für eine anaphylaktische Reaktion auf Semaglutid oder andere Bestandteile des Präparats zu. Diese Unverträglichkeit ist sehr selten.[12]

Viele Nebenwirkungen treten zwar meist nur eine begrenzte Zeit auf. Trotzdem muss uns klar sein: Präparate wie Wegovy sind keine »Schokodrops«, die man mal eben einwirft, um sich wohler in seiner Haut zu fühlen. Überhaupt dürfen Abnehmspritzen nie auf eigene Verantwortung angewendet werden, sondern immer nur mit ärztlicher Begleitung. So können wir gemeinsam abklären, wie kritisch Nebenwirkungen sind, ob Wechselwirkungen mit der aktuellen Medikation auftreten, wann sowie in welcher Zeitspanne die Dosis steigen kann – und wann es Zeit ist, das Medikament wieder abzusetzen. Denn ich rate eindringlich davon ab, die Abnehmspritzen als Dauerlösung zu betrachten, selbst bei Adipositas.

Was kostet das Ganze?

Hierzulande sind 53 Prozent aller Frauen und 67 Prozent der Männer übergewichtig, beinahe jeder vierte Erwachsene sogar adipös – hat also einen BMI über 30. Tendenz steigend. Vor allem Männer und Jugendliche werden immer dicker. Und Deutschland ist bei Weitem kein Einzelfall: Übergewicht wird in allen OECD-Ländern zunehmend zur Volkskrankheit. Ein Grund zur Besorgnis, da diese Entwicklung vielen Zivilisationskrankheiten wie Bluthochdruck, Fettstoffwechselstörungen, Arteriosklerose, Diabetes Typ 2, metabolisches Syndrom und letztendlich auch Herzinfarkt und Schlaganfall Vorschub leistet. Zudem begünstigen zu viele Kilos orthopädische Krankheitsbilder wie etwa Arthrose, aber auch Depressionen kommen bei Übergewichtigen häufiger vor.

Diese Folgeerkrankungen sind nicht nur individuell dramatisch, sondern auch für die Gesellschaft, da wir alle gemeinsam dafür die Kosten tragen müssen. Allein in Deutschland liegen die direkten (Behandlung von Adipositas und Folgeerkrankungen) und indirekten (etwa krankheitsbedingte Arbeitsunfähigkeit oder vorzeitiger Ruhestand) Adipositas-Kosten bei über 60 Milliarden Euro – pro Jahr[13]! Rund 8 Prozent der Gesundheitsausgaben wird in den OECD-Ländern bis 2050 auf adipositasbedingte Krankheiten fallen, so die Prognose. Wäre es da nicht besser, der Adipositas mit allen Mitteln den Kampf anzusagen?

Tatsächlich übernehmen die gesetzlichen Krankenkassen in Deutschland die Kosten für einige Medikamente zur Gewichtsreduktion. Und auch die Kosten für die Diabetes-Spritze mit Semaglutid werden im Rahmen einer Diabetes-Behandlung von den Kassen erstattet. Wegovy jedoch steht als sogenanntes Lifestyle-Arzneimittel, bei deren »Anwendung eine Erhöhung der Lebensqualität im Vordergrund steht« (§34 Abs. 1 Satz 7 SGB V) nicht im Leistungsnachweis der Krankenkassen. Während private Krankenkassen die Kosten unter bestimmten Voraussetzungen erstatten, müssen gesetzlich Versicherte die Abnehmspritze aus eigener Tasche zahlen.

Die Behandlungskosten

Zum aktuellen Zeitpunkt (Dezember 2023) werden für eine Einstiegsmonatsdosis gut 170 Euro veranschlagt – wobei die Kosten in den ersten 16 Wochen um mehr als 100 Euro pro Monat steigen, weil die Dosis langsam erhöht werden muss, um den Wirkstoffspiegel aufzubauen. Bei Anwendung der gesamten 17 Monate, so wie in den oben erwähnten Studien, bedeutet das eine stolze fünfstellige Summe!

Am derzeitigen Prinzip könnte sich allerdings sehr wohl noch etwas ändern. Schließlich zeigte eine Studie, dass mit der Einnahme von Semaglutid neben dem Gewicht auch das Risiko für kardiovaskuläre Ereignisse wie Herzinfarkt oder Schlaganfall sinkt.[14] Bei Übergewichtigen, die bereits einen Herzinfarkt oder Schlaganfall erlitten haben oder bei denen eine andere kardiovaskuläre Erkrankung festgestellt wurde, kann Gewichtsreduktion per Semaglutid zur Vorbeugung oder Hemmung des Krankheitsverlaufs beitragen. Das ist auch wissenschaftlich bestätigt.[15] Die Zukunft wird zeigen, ob noch weitere positive Auswirkungen auf die Gesundheit nachgewiesen werden können, die gegebenenfalls eine Krankenkassenzulassung ermöglichen.

Doch auch der Markt entscheidet über die Kosten. Übergewicht kennt schließlich keine Grenzen – im doppelten Wortsinn. Weltweit haben über 760 Millionen Menschen einen BMI von 30 aufwärts – Tendenz steigend. Die Weltgesundheitsorganisation (WHO) geht schon für 2035 von fast 2 Milliarden Fettleibigen aus. Das wäre ein Anstieg um 10 Prozent gegenüber 2020. Beinahe jeder Vierte wäre damit stark übergewichtig.

Neben Novo Nordisk arbeiten daher natürlich auch andere Pharmakonzerne an entsprechenden Präparaten: So wurde erst im November 2023 in den USA mit Tirzepatid ein dualer Rezeptor-Antagonist zur Adipositas-Therapie zugelassen, der neben GLP1- auch das Darmhormon GIP (glukoseabhängiges insulinotropes Polypeptid) stimuliert. Durch diese Doppelwirkung ermöglicht Zepbound, so der Handelsname des Präparats, eine noch stärkere Gewichtsreduktion als bereits Semaglutid: Studien zufolge sind um die 20 Prozent weniger möglich.[16] Der Preis für sechs Dosen liegt aber auch um den Faktor zehn höher.

Hierzulande ist Tirzepatid derzeit zwar noch ausschließlich zur Diabetes-Typ-2-Behandlung zugelassen (unter dem Handelsnamen Mounjaro und mit einem Preis, der ebenfalls ein Vielfaches über dem voriger Präparate liegt). Es wird aber wohl nur eine Frage der Zeit sein, bis sich das ändert und der Hersteller Eli Lilly auch auf dem europäischen Markt Fuß fasst. Und es werden noch weitere Produkte folgen, unter anderem mit Sicherheit aus China, wo laut *Capital* ebenfalls intensiv geforscht wird.[17] Zudem könnte es in absehbarer Zeit statt Pen-Spritze eine noch einfacher zu verabreichende Tablette geben.

All diese Entwicklungen könnten die Preise für Abnehmspritzen- oder medikamente in kommender Zeit sinken lassen.

Ein Blick in die nahe Zukunft

Aus wissenschaftlicher Sicht gibt es noch mehr Potenzial bei der Forschung an Inkretinen. Dreifach-Agonisten wie Retatrutid, das alle drei Darmhormone (also GLP-1, Glukagon und GIP) kombiniert, sind vielversprechende Entwicklungen. Da sie auf verschieden Organe wirken und den Stoffwechsel auf unterschiedliche Arten beeinflussen, verliert man bei Einnahme der synthetisch hergestellten Stoffe noch mehr Gewicht. Möglicherweise lassen sich durch die Kombination auch Nebenwirkungen einschränken, sodass die Mittel höher dosiert werden könnten als Semaglutid oder andere Inkretine heute.[18]

Schöne dünne Welt?

Liest man die Berichte und Studienergebnisse – und vor allem die Veröffentlichungen der Herstellerfirmen –, könnte man fast den Eindruck gewinnen, als hätte die Wissenschaft endlich die Lösung für eines der weltweit größten Gesundheitsprobleme gefunden. Mit den neuen Spritzen scheint das Abnehmen für jeden machbar, mit wenig Aufwand. Aber sind Präparate wie Ozempic, Wegovy, Mounjaro und Zepbound sowie alle Mittel, die diesen Präparaten noch folgen werden, tatsächlich die Gamechanger, als die man sie vermarktet?

Trotz der weltweiten Nachfrage sind Abnehmspritzen nach wie vor knapp und die Pharmafirmen halten sich bedeckt, wie sie das Kapazitätsproblem lösen wollen. Dieses Problem mag bald beendet sein, denn Forschungsanalysen gehen davon aus, dass derzeit etwa 40 Firmen weltweit an entsprechenden Produkten arbeiten[19]. Auch die Einnahme wird sich noch erleichtern, wenn erst einmal Abnehmtabletten auf den Markt kommen. Niedrig dosierte Semaglutid-Tabletten gibt es bereits, sie sind jedoch bisher nur zur Diabetes-Behandlung gedacht. Und Studien zeigen, dass höhere Dosen, was den Appetit und den Gewichtsverlust angeht, deutlich wirksamer sind[20].

Ein Problem aber werden auch die bessere Verfügbarkeit und Darreichungsform nicht lösen, denn ich komme nicht umhin zu betonen: Abnehmspritzen wirken nicht nachhaltig und auch nur bis zu einem sogenannten Erhaltungseffekt, wonach sich keine Vorteile mehr bei der Gewichtsgestaltung ergeben. Setzt man sie ab, verschwinden auch ihre positiven Effekte auf Gehirn und Stoffwechsel. Das gilt, wie neueste Studien zeigen, nicht nur für die hierzulande schon zugelassenen Spritzen, sondern auch für die neue amerikanische Abnehmspritze. Die Doppelaktivierung von GLP-1 und GIP-Rezeptor wirkt ebenfalls nicht nachhaltig. So schnell man damit Gewicht verliert, so schnell kommen die Kilos offenbar nach Beendigung der Therapie auch wieder zurück.[21]

Also ein Leben lang spritzen? Das ist schon allein wegen der Kosten keine echte Alternative. Vor allem aber weise ich darauf hin, dass wir die Präparate in ihrer Langzeitwirkung einfach noch nicht seriös beurteilen können.

Der neue Abnehmhype: wieder nur ein schnödes »Heilsversprechen«?

Es kann zumindest nicht das alleinige sein. Schon während der Studien wurden neben der wöchentlichen Spritze auch eine kalorienreduzierte Ernährung und regelmäßige Bewegung für die teilnehmenden Frauen und Männer verordnet.[22]

Dementsprechend liest man im Beipackzettel von Wegovy: »Wegovy wird zusammen mit einer Diät und körperlichen Aktivität zur Gewichtsreduktion und als Hilfe zur Gewichtserhaltung angewendet.«[23]

Und genau so sehe ich diese Präparate: Für sich genommen, als alleinige Therapie, lösen sie das Problem nur kurzfristig. Sie sind keine nachhaltige Option im Kampf gegen Übergewicht. Zur Unterstützung bei der Ernährungsumstellung und hin zu einem aktiveren Lebensstil können sie jedoch der entscheidende Matchball sein!

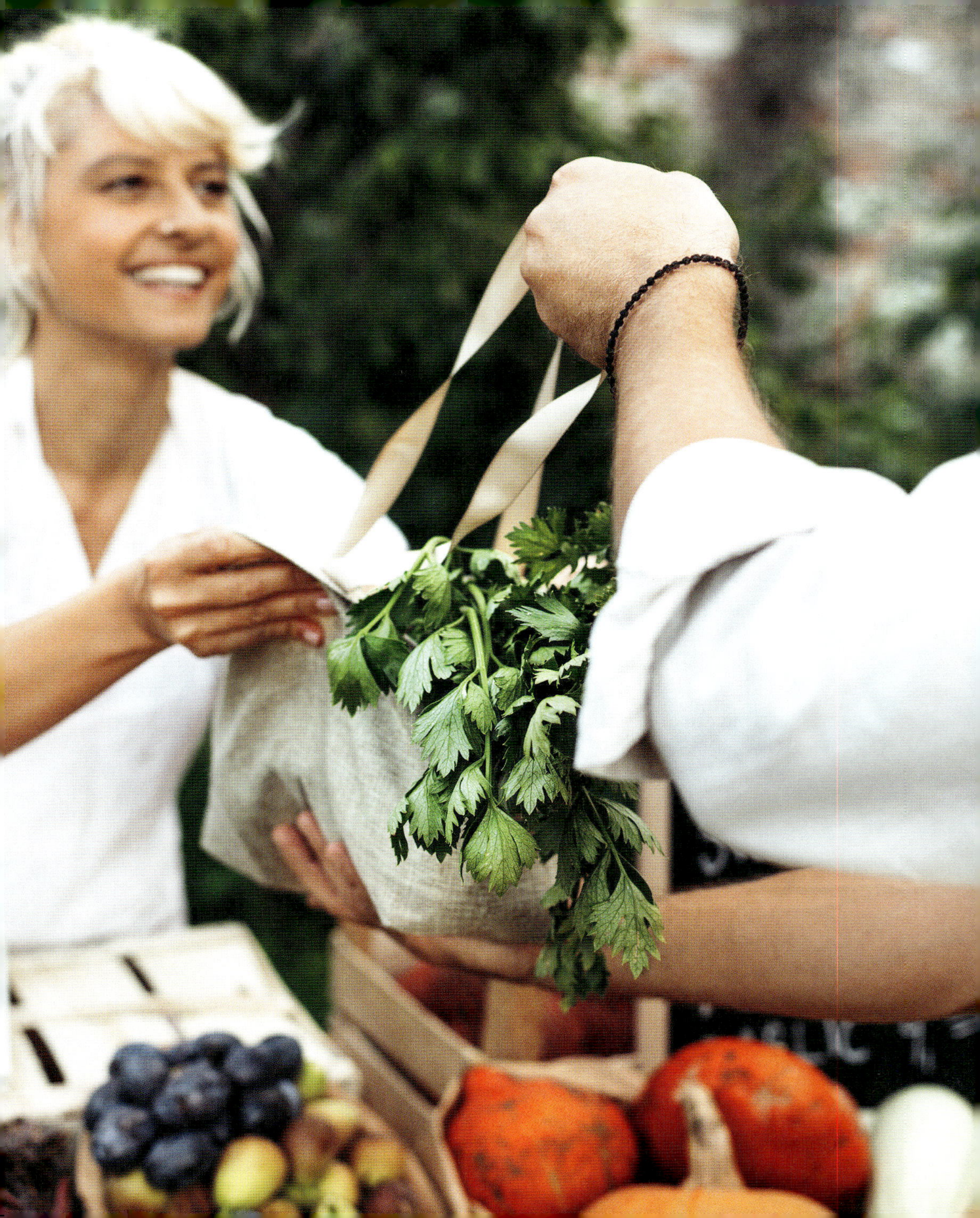

DER GESUNDE WEG ZUM WUNSCHGEWICHT

Die Macht der Nahrung

Ein Dilemma können auch die neuen Abnehmspritzen nicht lösen – nämlich die Tatsache, dass die größte Herausforderung nicht das Abnehmen selbst ist, sondern das neue Gewicht auch zu halten.

Zahlreiche Fälle in unserem medicum, Zentrum für Prävention und Ernährungsmedizin in Hamburg, zeigen jedoch: Es ist möglich! All diesen Menschen ist es gelungen, sich auf Dauer von ihren überflüssigen Kilos zu verabschieden. Und das Beste ist, dass dazu weder ständiger Verzicht noch dauernde Selbstkasteiung nötig sind. Alles, was es dazu braucht, sind ein paar neue Essgewohnheiten und eine Ernährung, die uns heilt, anstatt uns krank zu machen.

Bei uns im medicum setzen wir seit über 20 Jahren auf eine, wie wir es nennen, »artgerechte« Ernährung aus genug Eiweiß, gesunden Fetten und ausgewählten Kohlenhydraten (mehr dazu ab Seite 31). Anfangs kam sie nur bei unserer Behandlung von Typ-2-Diabetes zum Einsatz, mittlerweile sind wir jedoch davon überzeugt, dass sie bei den unterschiedlichsten Beschwerden und Krankheiten hilft. Artgerechte Ernährung kann auch Ihren Körper wieder auf eine gesunde Spur bringen!

Die richtige Ernährung ist die preisgünstigste und noch dazu schmackhafteste Therapie, die es gibt. Sie liefert uns nicht nur die drei Makronährstoffe im richtigen Verhältnis, sondert sichert gleichzeitig auch die optimale Versorgung mit Vitaminen, Mineralstoffen, Spurenelementen und sekundären Pflanzenstoffen – ganz anders als Fertiggerichte und Fast Food. Reichlich Gemüse und zwischendurch auch mal Obst, am besten viele unterschiedliche Sorten, versorgen den Körper mit (fast) allem, was er braucht. Der Bedarf an B-Vitaminen lässt sich schon mit kleinen Mengen mageren Fleisches, an Eiern oder Milchprodukten decken, wenn Sie sich vegetarisch ernähren auch mit Hülsenfrüchten und Vollkornprodukten. Nur Vitamin D kann man dem Körper nicht in ausreichender Menge über die Nahrung zuführen. Doch es genügt zum Glück gelegentliche UV-Strahlung, damit er es selbst herstellen kann. Außerdem wichtig: Vitamin-B_{12}-Supplemtierung für Menschen, die sich vegan ernähren. Ansonsten aber sind bei einer artgerechten, ausgewogenen Ernährung in der Regel keine Nahrungsergänzungsmittel nötig.

So kann die Abnehmspritze unterstützen

Allein über eine ausgewogene artgerechte Ernährung und regelmäßige Bewegung lässt sich gut und gern ein Gewichtsverlust von einem Kilo pro Monat erreichen, sodass Adipositas-Betroffene in rund eineinhalb Jahren letztendlich etwa genauso viel Gewicht verlieren können wie mit der Hilfe von Wegovy.

Dazu kommt: Wer als Übergewichtiger ernsthaft bei der Ernährung ansetzt, wird erstaunt sein, wie schnell sich etwas tut. Wer konsequent bleibt, sieht manchmal schon nach einer Woche, bestimmt aber nach einem Monat deutliche Verbesserungen. Wie gut es den meisten tut, endlich selbst das Problem in den Griff zu bekommen! Ganz anders, als wenn man nur auf die Abnehmspritze setzt. Dann begleitet einen eher der Gedanke »Das bin ja gar nicht ich, der das bewirkt. Das Abnehmen kommt nur von der Spritze.«

In meiner Erfahrung als Ernährungsmediziner hat sich aber gezeigt, dass es für den dauerhaften Erfolg essenziell ist, dass man das Ruder selbst in der Hand hat. Dass man erkennt, wie viel man selbst bewirken kann für sein Körpergefühl. Wer befürchtet, dass der Weg zu weit ist, die Hürden zu hoch sind, um es allein zu schaffen, sollte unbedingt eine Spezialambulanz wie unsere aufsuchen. Lassen Sie sich beraten, inwieweit die Abnehmspritze Sie bei Ihrem Weg unterstützen könnte. Dort kann man objektiv beurteilen, was bisher von Ihnen allein erreicht wurde und ob die eigenen »Reserven« ausreichen, um noch mehr zu erreichen. Ob sich vielleicht ein paar Stellschrauben nachjustieren lassen. Und man wird gemeinsam abwägen, ob die Spritze als Unterstützung sinnvoll ist.

Denn natürlich ist die Abnehmspritze auch für mich als Ernährungsmediziner unglaublich interessant. Aber eben nicht als alleinige Therapie, sondern als eine Art Kickstart ins neue, leichtere Leben. Schließlich lassen Semaglutid und vergleichbare Wirkstoffe die Kilos gerade in den ersten Monaten extrem schnell purzeln. Dieser Schub am Anfang sorgt für eine unglaubliche Motivation. Und genau die ist wichtig, wenn man langfristig etwas verändern möchte. Nichts gefährdet den Erfolg beim Abnehmen so sehr wie fehlende Antriebskraft. Wer weiß (und am eigenen Körper oder auf der Waage sieht), was er oder sie erreichen kann, bleibt dementsprechend garantiert eher dabei!

Trotzdem ist und bleibt eine nachhaltige, individuell angepasste Ernährungsumstellung in meiner Ernährungspraxis der wichtigste Schritt im Kampf gegen die Kilos. Nicht zuletzt, weil sich Essverhalten und Spritze in ihrer positiven Wirkung addieren. Und letztendlich auch, um den Effekt der Spritze zu stabilisieren.

Man sollte die Zeit, in der man sich die Spritze verabreicht, unbedingt für nachhaltige Veränderungen in der individuellen Ernährung nutzen. Denn alltägliche (Ess-)Gewohnheiten lassen sich nur sehr mühsam ändern. Doch wenn sie einmal in Fleisch und Blut übergegangen sind, werden Ihre neuen Ernährungsgewohnheiten langfristig zu Ihren besten Verbündeten im Kampf gegen die Kilos!

Spritze + artgerechte Ernährung

- Mit der artgerechten Ernährung lässt sich prozentual genauso viel abnehmen wie mit Abnehmspritzen. Es dauert nur etwas länger.
- Beginnen Sie immer zuerst mit der Ernährungsumstellung und setzen Sie erst dann die Spritze ein. Sie werden sehen: Auch ohne Spritze können Sie viel bewirken!
- Die Spritze ist eine Motivationshilfe. Sie sollte immer nur als Unterstützung gedacht sein und auf gar keinen Fall als Dauertherapie. Gerade im neuen Hochdosisbereich gibt es dazu aktuell noch zu wenig Erfahrungswerte.

Die artgerechte Ernährung

Wir leben heute in einem wahren Schlaraffenland. Zwar fliegen uns weder gebratene Tauben in den Mund, noch wachsen Semmeln an den Bäumen. Es fließt auch kein süßer Saft aus den Brunnen, es regnet keine Mandeln oder Würfelzucker. Sehr weit entfernt sind wir von diesem Bild allerdings wahrlich nicht. Gehen wir zum Supermarkt ums Eck, können wir alles haben, was unser Appetit begehrt. Aber ist das wirklich so toll? Während das Leben der Menschen jahrtausendelang immer wieder auf der Kippe stand, weil sie zu wenig zu essen hatten, ist es heute genau umgekehrt: Nahrung ist im Überfluss vorhanden. Aber auch davon geht eine bedrohliche Gefahr aus: Übergewicht und all seine krankhaften Folgen. Und dieser Herr zu werden, stellt immer mehr Menschen (auch in Medizin und Wissenschaft) vor eine Riesenherausforderung.

- **Fakt 1:** Man nimmt mit Abnehmspritzen auch dann ab, wenn man seine Ernährung nicht verändert – einfach, weil man durch die Wirkung künstlich hergestellter Inkretine insgesamt weniger isst und sich dadurch die Zahl der aufgenommenen Kalorien zum Teil deutlich verringert.
- **Fakt 2:** Sobald man die Spritze absetzt, geht es mit dem Gewicht wieder bergauf. Während der Medikation kann ein weiteres Problem auftreten. Ist Ihre Ernährung ohnehin schon ungesund, will heißen: wenig abwechslungsreich und nicht vollwertig, kann die Versorgung an lebenswichtigen Nähr- und Vitalstoffen drastisch sinken, wenn Sie dank Spritze weniger (und nur Ungesundes) essen.[24] Diese Entwicklung ist nicht wünschenswert.

Wenn Sie Ihre Ernährung dagegen auf artgerecht umstellen, verlieren Sie nicht nur garantiert jede Menge Kilos. Sie können das neue Gewicht auch problemlos und auf lange Sicht halten. Und wer die folgenden Ernährungsempfehlungen beherzigt, kann – wie gesagt immer mit ärztlicher Begleitung – auch mal eine Zeit lang Semaglutid oder ein ähnliches Präparat spritzen, um noch schneller einen sichtbaren Gewichtsverlust zu erzielen. Und das, ohne einen Jo-Jo-Effekt befürchten zu müssen.

- **Fakt 3:** Artgerechte Ernährung bietet den wirksamsten Hebel zur Gewichtsregulation. Deshalb erkläre ich nun die Grundlagen dieser Ernährungsstrategie. So können Sie wie nebenbei auch ohne Abnehmspritze Gewicht verlieren.

Apropos Nahrungsergänzungsmittel

Wer sich artgerecht ernährt, braucht beim Abnehmen – ob mit Spritze oder ohne – keinen Vitamin- oder Mineralstoffmangel zu befürchten. Anders sieht es aus, wenn bei Ihnen die alltägliche Nahrung vor allem aus (hoch-)verarbeiteten Lebensmitteln besteht. Dann können sehr wohl Mängel auftreten. Und dieses Defizit kann sich weiter verstärken, wenn man insgesamt weniger isst. Das ist um so besorgniserregender, weil Übergewichtige vitalstoffmäßig ohnehin häufig unterversorgt sind – vor allem, was Vitamin D, Magnesium, Jod, Proteine und Omega-3 angeht.

Nahrungsergänzungsmittel können in einem solchen Fall durchaus helfen. Vorgeschrieben sind sie aber bei der Behandlung mit Abnehmspritzen nicht. Von Herstellerseite aus gibt es bisher keine Studie dazu. Gehen Sie das Thema in der Sprechstunde trotzdem an. Ihre Ärztin oder Ihr Arzt kann Sie eingehend beraten, ob solche Präparate für Sie sinnvoll sind – und welche.

Nährstoff Nummer 1: Proteine

Eiweiß, Kohlenhydrate und Fette, dazu Vitalstoffe wie Vitamine, Mineral- und sekundäre Pflanzenstoffe, die zwar keine Energie liefern, für den Körperhaushalt aber dennoch unerlässlich sind: Es sind gar nicht so schrecklich viele Bestandteile, die eine gute Ernährung ausmachen. Und trotzdem können sie uns in der falschen Dosis dick und krank machen. Dabei verrät im Grunde schon ein Blick auf die Zusammensetzung unseres Körpers, was er am meisten braucht: Proteine. Ohne sie (ihre kleinsten Bauteile, die Aminosäuren) funktioniert im menschlichen Körper gar nichts. Ohne Proteine gäbe es kein »Baumaterial« für Organe und Muskeln, Bindegewebe und Knorpel. Der Hormonhaushalt käme ins Schleudern. Unser Blut könnte keinen Sauerstoff transportieren. Beschädigte Zellen würden nicht repariert, Krankheitserreger nicht abgewehrt werden.

Für all diese Aufgaben brauchen wir ständigen Nachschub in passender Menge. Dazu kommt noch, dass unser Körper acht der 20 notwendigen Aminosäuren nicht selbst herstellen kann, sondern über die Nahrung zu sich nehmen muss. Aber Vorsicht: Wer jetzt denkt, viel hilft viel, der irrt. Denn zu hohe Eiweißmengen können den Stoffwechsel auch überfordern, weil das Protein dann nicht mehr sinnvoll in Muskeleiweiß oder andere Körperbestandteile verbaut werden kann. Stattdessen wird es in Form von Fett gespeichert. Dasselbe gilt auch, wenn der gesamte Eiweißbedarf des Tages in nur einer Mahlzeit steckt. Außerdem entstehen beim Abbau von Proteinen Harnstoffe, die sich umso mehr anhäufen, je mehr Eiweiß wir essen. Um diese Mengen abzubauen, sind die Nieren im Dauereinsatz. Bei einer Vorschädigung können sie sogar deutlich darunter leiden.

Dazu kommt, dass ein ständiges Zuviel an Proteinen den pH-Wert stark ins saure Milieu verschiebt. Um dies auszugleichen, steuert der Körper mit Basen aus seinen eigenen Reserven gegen, etwa aus den Knochen. Da dabei Kalzium gelöst wird, steigt das Risiko für Brüche. Es droht Osteoporose.

Um die optimale Versorgung zu sichern, sollte man pro Kilogramm Normalgewicht 0,8 bis 1,2 Gramm Eiweiß am Tag zu sich nehmen – verteilt auf drei Mahlzeiten. Mehr als 1,8 Gramm pro Kilogramm Körpergewicht oder auf Dauer mehr als 35 bis 40 Gramm pro Mahlzeit (je nach Körpergewicht) sind absolut kontraproduktiv. Überschüssiges Eiweiß wird direkt zu neuen Fettpolstern umgebaut. Deshalb sollten auch Übergewichtige ihren Eiweißbedarf immer mithilfe des Normalgewichts (Seite 35, Auf einen Blick: Proteine) berechnen.

Wenn Sie eiweißreicher essen, werden Sie mehr Durst haben. Die vermehrt benötigte Flüssigkeit hilft, die in Proteinen enthaltenen Harnstoffe auszuscheiden. Dementsprechend zur Unterstützung des Reinigungsprozesses: Trinken nicht vergessen – am besten Leitungswasser.

Wer trinkt, gewinnt!

Ideal sind 0,03 Liter pro Kilogramm Körpergewicht am Tag. An heißen Tagen oder wenn Sie Sport treiben, noch einmal 500 Milliliter mehr. Positiver Nebeneffekt: Wasser füllt den Magen und trägt damit auch zur Sättigung bei.

Schlankmacher Eiweiß

Wer abnehmen will, muss effizienter satt werden. So hält man auch die empfohlenen vier bis sechs Stunden (längere Essenspausen: nachts) bis zur nächsten Nahrungsaufnahme ohne Snacken durch. Eiweiß ist hier ein guter Verbündeter, denn es sättigt – und zwar viel mehr und lang anhaltender als Kohlenhydrate, obwohl diese gemeinhin als Sättigungsbeilage gelten.

Anders als nach dem Konsum von Nudeln, Brot oder anderen Lebensmitteln mit einfachen Kohlenhydraten steigt der Blutzuckerspiegel nach dem Verzehr von Eiweiß weitaus weniger rasant nach oben. Dementsprechend sackt der Spiegel auch nicht wieder radikal ab, nachdem der Zucker mithilfe des Insulins in die Zellen transportiert wurde. Das ist gut, denn genau dieser Blutzuckerabfall ist Auslöser von Heißhungerattacken!

Vor allem aber, und jetzt wird es interessant, gelangen die Proteine, nachdem sie im Magen in Aminosäuren zerlegt wurden, in den Darm, der daraufhin spezielle Hormone bildet – darunter auch genau die Stoffe, die mit den Abnehmspritzen nachgeahmt werden. Sie sorgen nicht nur dafür, dass die verdaute Nahrung länger im Magen bleibt, sondern senden gleichzeitig Sättigungssignale ans Gehirn. Die ideale Eiweißmenge ist gleichzeitig ein hochwirksames natürliches Mittel zur Sättigung.

Enthält die Nahrung dagegen zu wenig Eiweiß, isst man mehr und nimmt dadurch automatisch auch mehr Kalorien zu sich. Vermutlich ist dafür der sogenannte Protein-Hebel-Effekt, auf englisch *Protein-Leverage-Effect*, verantwortlich. Die Vermutung bisher: Wir essen einfach immer weiter, bis die benötigte Eiweißdosis erreicht ist. Erst dann signalisiert das Sättigungsgefühl: Okay, jetzt reicht's. Dieser Effekt hilft dem Körper, auf sein Eiweißlevel zu kommen. Schließlich hat er, obwohl Eiweiß täglich überlebenswichtig ist, keinen Speicher dafür. Der Proteinhebel hält uns auf Trab, um Eiweiß zu suchen und zu essen.

Auf einen Blick: Proteine

- Sie sättigen nachhaltig und senken unseren Heißhunger auf Süßes. Bonus: Der Körper verbraucht bei der Verwertung von Eiweiß zusätzliche Energie.
- Berechnung: 0,8 bis 1,2 Gramm Eiweiß pro Kilogramm Körpergewicht und Tag. Normalgewicht = (Körpergröße in Metern)^2 × 25.
- Drei Mahlzeiten einplanen, sonst ist der Stoffwechsel schnell überfordert!
- Zu viel: Mehr als 1,8 Gramm pro 1 Kilogramm Körpergewicht (mehr als 35 bis 40 Gramm) reines Protein pro Mahlzeit (je nach Körpergewicht) ist kontraproduktiv. Ausnahme ist der Leistungssport!

Die besten Eiweißquellen

Wie gut Eiweiß aus der Nahrung in körpereigene Proteine umgewandelt werden kann, hängt von seiner biologischen Wertigkeit ab. Referenzwert ist hier das Hühnerei mit einer Wertigkeit von 100. Dazu kommt, dass jegliches tierisches Eiweiß eine recht hohe Wertigkeit hat.

Solche Lebensmittel sind jedoch nicht automatisch auch das Beste für unseren Körper. Stichwort Fleisch! Trotz seiner hohen Protein-Wertigkeit kann ein hoher Anteil an Fleisch in der Ernährung höchstwahrscheinlich Arterienverkalkung und Krebs- sowie Diabetes-Erkrankungen begünstigen. Die Ergebnisse der Studien zeigen, dass schon zwei Portionen rotes Fleisch oder Wurstwaren pro Woche das Diabetes-Risiko um bis zu mehr als die Hälfte erhöhen können.[25]

Umso wichtiger sind aus diesem Grunde pflanzliche Alternativen. Schließlich können auch diese eine gute Quelle für hochwertiges Nahrungseiweiß sein, allen voran Hülsenfrüchte, Nüsse und Saaten. Trotz ihres relativ hohen Eiweißgehalts ist ihre Wertigkeit jedoch etwas schlechter als bei tierischen Produkten. Um sie zu verbessern, empfiehlt es sich, verschiedene Eiweißquellen zu kombinieren.

So kommen etwa Ei und Kartoffel auf eine Wertigkeit von 136, Milch und Weizenmehl auf 125, Ei und Milch auf 119, Milch und Kartoffel auf 114, Ei und Mais auf 114. Selbst gänzlich vegane Kombinationen wie Soja und Reis oder Bohnen und Mais haben immerhin eine Wertigkeit von 111 beziehungsweise 99. Das ist gar nicht übel! Noch dazu, weil Getreide und Hülsenfrüchte wertvolle Ballaststofflieferanten für uns sind (mehr zu diesen »Wunderstoffen« ab Seite 44).

Für eine gesunde Ernährung, die gleichzeitig die Gewichtskontrolle erleichtert, muss man sich weder vegetarisch noch vegan ernähren. Auf lange Sicht allerdings sollten maximal 40 Prozent des Eiweißbedarfs mit tierischen Produkten abgedeckt werden. Dass das wahrlich keinen Verzicht bedeutet, beweisen nicht zuletzt die Rezepte ab Seite 64. Sie zeigen, wie köstlich gesunde, artgerechte Ernährung sein kann. In den folgenden Tabellen finden Sie zahlreiche Lebensmittel mit hohem Eiweißgehalt – nehmen Sie bis zu 1,2 Gramm pro Kilogramm Körpergewicht täglich zu sich, denn dann können Sie davon ausgehen, dass Ihr Magen »gut gesättigt« funken wird.

Top-Eiweißquellen

Fleisch

Lebensmittel	Eiweißgehalt pro 100 g
Hähnchenbrust (ohne Haut)	23,6 g
Putenbrust (ohne Haut)	22,4 g
Lammfilet	20,4 g
Kalbsbrust	18,6 g
Kalbsfilet	20,6 g
Kalbskotelett	19,1 g
Rinderbrust	18,6 g
Rinderfilet	21,2 g
Rinderhackfleisch	20,5 g
Rinderlende (Roastbeef)	22,5 g
Schweinefilet (ohne Fett)	21,5 g
Schweinehackfleisch	19 g
Schweinekotelett	20,3 g

Fisch

Lebensmittel	Eiweißgehalt pro 100 g
Forelle	19,5
Kabeljau	17,7 g
Karpfen	18 g
Lachs	19,7 g
Makrele	18,7 g
Rotbarsch	18,2 g
Scholle	17,1 g
Saibling	19,2 g
Seelachs	18,3 g
Zander	19,2 g

Eier und Milchprodukte

Lebensmittel	Eiweißgehalt pro 100 g
Hühnerei (Klasse M, 58 g)	6,7 g
Buttermilch	3,5 g
Feta	15,7 g
Frischkäse (60 % Fett i. Tr.)	11,3 g
Joghurt (Natur, 1,5 % Fett)	3,4 g
Joghurt (Natur, 3,5 % Fett)	3,3 g
Kefir	3,2 g
Körniger Frischkäse	13,6 g
Kuhmilch (1,5 % Fett)	3,4 g
Kuhmilch (3,5 % Fett)	3,4 g
Mozzarella (45 % Fett)	17,1 g
Parmesan	35,6 g
Saure Sahne (10 % Fett)	3,1 g
Speisequark (Magerstufe)	13,5 g
Skyr	11 g

Top-Eiweißquellen

Getreide und Brot

Lebensmittel	Eiweißgehalt pro 100 g
Bulgur	11,5 g
Graupen	10,4 g
Haferflocken	13,2 g
Hirseflocken	10,6 g
Maisgrieß (Polenta)	8,8g
Quinoa (rot)	14,6 g
Quinoa (weiß)	13,8 g
Reis (Natur)	7,2, g
Reis (Parboiled)	6,5 g
Weizengrieß	9,6 g
Wildreis	14,7 g
Dinkelbrot	10,4 g
Mehrkornbrot	7,9 g
Pumpernickel	7,4 g
Roggenbrot	6,7 g
Vollkornbrot mit Sonnenblumenkernen	8,7 g

Nüsse und Saaten

Lebensmittel	Eiweißgehalt pro 100 g
Cashewkerne	17,2 g
Chiasamen	18,3 g
Hanfsamen (geschält)	31,6 g
Haselnusskerne	12 g
Kürbiskerne	35,5 g
Leinsamen (ungeschält)	22,3 g
Mandeln	18,7 g
Pinienkerne	13 g
Pistazienkerne	20,8 g
Sesamsamen (geschält)	22,7 g
Walnusskerne	14,4 g

Gemüse und Pilze

Lebensmittel	Eiweißgehalt pro 100 g
Blumenkohl	2,5 g
Brokkoli	3,8 g
Bohnen (grün)	2,4 g
Bohnen (dicke, Saubohnen)	7 g
Edamame	13 g
Erbsen	6,6 g
Grünkohl	4,3 g
Kartoffel (gekocht, mit Schale)	2 g
Löwenzahn	3,1 g
Mangold	2,1 g
Petersilienwurzel	2,9 g

Top-Eiweißquellen

Gemüse und Pilze

Lebensmittel	Eiweißgehalt pro 100 g
Rosenkohl	4,5 g
Rucola (Rauke)	2,6 g
Wirsing	3 g
Austernpilze	3,5 g
Champignons	2,7 g
Pfifferlinge	2,4 g
Steinpilze	5,4 g

Hülsenfrüchte

Lebensmittel	Eiweißgehalt pro 100 g
Bohnen (getrocknet)	20,9 g
Erbsen (getrocknet)	22,9 g
Kichererbsen (getrocknet)	19,8 g
Kidneybohnen (getrocknet)	22,1 g
Kidneybohnen (Glas)	9,4 g
Linsen (getrocknet)	26,1 g

Nährstoff Nummer 2: Fette

Die Energiedichte von Fett ist hoch: 1 Gramm enthält 9 Kalorien und damit mehr als das Doppelte von Eiweiß oder Kohlenhydraten. Fett ist aber nicht nur ein sehr guter Energielieferant, ihm kommen darüber hinaus noch viele andere wichtige Aufgaben im Körper zu: Es isoliert und schützt unsere Organe. Nur mit seiner Hilfe können wir die fettlöslichen Vitamine A, D, E und K oder bestimmte sekundäre Pflanzenstoffe wie Betacarotin verwerten. Seine Fettsäuren sind Teil der Zellwände, dienen als Botenstoffe und regulieren den Fett- und Cholesterinstoffwechsel.

Trotzdem: »Fett macht fett« hieß es lange Zeit und dementsprechend galt eine fettarme Ernährung beim Abnehmen als das Nonplusultra. Mittlerweile hat man herausgefunden, dass fettreduzierte Diäten im Vergleich gar nicht so gut abschneiden.[26] Gemüsebasierte, mediterrane Kost mit ihren vielen gesunden Ölen kann da punkten. Wobei noch dazukommt, dass gute Öle auch gegen zu hohe Blutfette wirken, insbesondere Triglyzeride. Womit wir wieder einmal beim Blutzucker sind: Wenn sich mehr Zucker als benötigt im Blut befindet, wird der nämlich unter anderem als genau dieses Neutralfett gespeichert (Seite 43, Schnelle Energie).

Wie es aussieht, können Fette sogar beim Abnehmen helfen – was unter anderem an ihrem hohen Sättigungspotenzial liegt. Verschiedene Peptide im Mund und Darm reagieren auf den Nährstoff, darunter auch wieder das »Spritzenhormon« GLP-1 und andere Inkretine. Viele Öle, etwa Olivenöl, sind zudem reich an sekundären Pflanzenstoffen, etwa Polyphenolen, die ebenfalls sättigend wirken. In Nüssen und Saaten stecken zusätzlich viele Proteine und Ballaststoffe – auch sie machen satt – unter anderem wieder wegen ihrer Wirkung auf die Darmhormone.

Wer täglich viele gute Fette verwendet, nimmt folglich weniger zu. Das belegt auch die PREDIMED-Studie, für die über mehrere Jahre drei Ernährungsstrategien verglichen wurden. Während eine Gruppe Menschen sich fettarm ernährte, sollten eine andere jede Woche eine Flasche Olivenöl verbrauchen. Eine dritte sollte täglich mindestens 30 Gramm Nusskerne essen. Die Öl- und Nussfraktion nahm nicht nur mehr ab, auch das gesundheitsgefährdende Bauchfett ging bei ihnen stärker zurück.[27]

Gute Fette, schlechte Fette

Es geht beim Fett, wie so oft bei der Ernährung, weniger um die Quantität als um die Qualität. Besonders viel brauchen wir von den lebenswichtigen Omega-3-Fettsäuren. Sie sind Ausgangssubstanz für hormonähnlichen Verbindungen (Eicosanoide), die im Körper die Funktion von einer Art Signalstoffe übernehmen, Entzündungen entgegenwirken, die Nerven schützen und nicht nur das Herz-Kreislauf-System, sondern auch unsere Psyche äußerst positiv beeinflussen. Auch im Hinblick auf einen niedrigen Insulinspiegel können Omega-3-Fettsäuren die Gesundheit unterstützen, vor allem bei Frauen.[28]

Leider jedoch vermisse ich in unserer modernen, von Fertigprodukten geprägten Ernährung gerade diese gesunden Fettsäuren schmerzlich. Stattdessen enthalten zahlreiche dieser hochverarbeiteten Nahrungsmittel reichlich ungesunde Fette.

Besonders schädlich, gerade für Übergewichtige und Diabetes-Betroffene, sind die sogenannten Transfette. Sie entstehen durch starkes Erhitzen ungesättigter Fette. Oder beim Aushärten von Fetten, was in industriellen Lebensmitteln für Produktvorteile sorgen kann. Transfette stecken in

Chips, Tiefkühlpizza und Pommes, Tütensuppen und anderem Fast Food, Keksen und Fertigmüsli – um nur mal einige Produktgruppen zu nennen. Sie schaden bei verstärktem Konsum vor allem dem Herz-Kreislauf-System, weil sie unsere Blutfette erhöhen und Arteriosklerose fördern.

Nicht übertreiben sollte man es auch mit tierischen Fetten, die mit ihrer Fettsäurestruktur den pflanzlichen Ölen einfach nicht das Wasser reichen können. Einzige Ausnahme ist Fischöl mit seinen hohen Omega-3-Werten. An diesem Punkt möchte ich außerdem festhalten, dass unsere Gesundheit aber auch nicht an der Butter auf dem Brot scheitert, erst recht nicht, wenn diese aus Milch von Weidetieren gewonnen wurde. Denn die enthält, was viele nicht wissen, ebenfalls Omega-3.

Halten wir fest: Zu jeder Mahlzeit gehören auch gesunde Fette. An ihnen brauchen Sie nicht zu sparen! Täglich 50 bis 75 Gramm gesunde Fette sind kein Problem – am besten mehrfach ungesättigte Fettsäuren aus fettem (See-)Fisch und Lein- oder Walnussöl (Omega-3-Fettsäuren) einplanen, dazu einfach ungesättigte Fettsäuren aus Oliven- und Rapsöl, Nüssen und Saaten oder auch Oliven sowie Avocados.

Das beste Öl bringt allerdings nichts, wenn es zu stark erhitzt wird. Denn dabei gehen seine Gesundheitseffekte verloren. Zum Dünsten und (langsamen) Braten eignet sich am besten Raps- und Olivenöl, deren Rauchpunkte bei 130 bis 190 Grad Celsius liegen. Sonnenblumen- und Maiskeimöl vertragen höhere Temperaturen, allerdings sind sie recht Omega-6-lastig. Diese mehrfach ungesättigte Fettsäure ist zwar auch wichtig, sie sollte aber nicht in einem zu hohen Verhältnis zu Omega-3 stehen. Ideal ist 5 zu 1, oft beträgt das Verhältnis aber ein Vielfaches, was die positive Wirkung von Omega-3 zunichtemacht.

Nuss- und Leinöle sind dagegen besonders hitzeempfindlich. Sie entfalten ihre Wirkung am besten in der kalten Küche. Die Umwandlungsrate von pflanzlicher Omega-3-Säure (Alpha-Linolensäure, kurz ALA) in die eigentlich im Körper wirksame Formen Eicosapentaensäure (EPA) und Docosahexaensäure (DHA) ist leider auch dann relativ gering: Nur schätzungsweise 5 bis 10 Prozent werden in EPA umgewandelt, in DHA sogar nur 0,5 Prozent. Die beiden Omega-3-Fettsäuren kommen natürlicherweise in bestimmten Algen (auch Algenöl) sowie in fettem Kaltwasserfisch vor.

Top-Omega-3-Quellen

Lebensmittel	Omega-3-Gehalt pro 100 g
Leinöl	54,2 g
Leinsamen	16,7 g
Walnussöl	12,2 g
Rapsöl	9 g
Walnüsse	7,5 g
Lachs	3,1 g
Hering	2,3 g
Makrele	2,1 g
Thunfisch	2,1 g

Nährstoff Nummer 3: Kohlenhydrate

Die dritten im Bunde der Makronährstoffe sind die Kohlenhydrate, die dem Körper, anders als Eiweiß und Fett, als reine Brennstoffe dienen. Sie haben zwar nur 4 Kilokalorien pro Gramm, dafür gelangen sie aber besonders schnell in die Zellen und liefern dementsprechend umgehend neue Energie. Dafür allerdings müssen sie erst einmal in ihre Bestandteile aufgespalten werden.

Kohlenhydrate bestehen aus Zuckermolekülen. Man unterscheidet sie, je nachdem wie viele davon in ihnen stecken, in Einfach-, Zweifach- und Mehrfachzucker; häufig auch Mono-, Di- und Polysaccharide genannt. Der für unseren Körper relevante Zuckerbaustein ist die Glukose. Ohne sie läuft in unseren Muskelzellen und Nerven nichts. Vor allem das Gehirn ist auf die kontinuierliche Versorgung angewiesen: 130 Gramm Glukose verschlingt es im Durchschnitt am Tag. Allerdings muss man ihm dazu zum Glück nicht dieselbe Menge puren Zucker zuführen. Denn ein Teil davon wird auch über körpereigene Glukosevorräte gedeckt – im Gegensatz zum Protein kann unser Körper Energievorräte zwischenspeichern.

Schnelle Energie

Für die Menschen früher war es gar nicht so einfach, immer ausreichend Energie mit ihrer Nahrung aufzunehmen. Das ist heute natürlich ganz anders. Zum Glück! Das ständig verfügbare Nahrungsangebot hat aber selbstverständlich seine Schattenseiten. In besonderem Maße betrifft das die Kohlenhydrate, die gerade bei intensiver körperlicher Belastung als Energiequelle eine Rolle spielen. Heute bewegen sich allerdings die Wenigsten so viel, dass sie die Energie, die sie mit ihnen tanken, auch tatsächlich verbrauchen. Und dazu kommt noch, dass unsere moderne Ernährung extrem kohlenhydratlastig geworden ist.

Dieser Überschuss muss irgendwo hin. Ein Teil wird in die körpereigene Zuckerspeicherform Glykogen umgewandelt, um die kontinuierliche Versorgung zu gewährleisten, auch für den (heute zugegebenermaßen unwahrscheinlichen) Fall, dass der Zuckernachschub ins Stocken gerät. Da jedoch die Glykogenreservoirs in der Muskulatur und der Leber begrenzt sind, wird der Großteil des überschüssigen Zuckers in einer ganz anderen Form gespeichert: in Fett (Triglyzeride) – und das besonders gern in der Leber und im Bauchfett.

Im Hinblick auf Übergewicht genauso wichtig: Weil Zucker für schnelle Energie sorgen soll, gelangt er auch entsprechend rasch vom Darm ins Blut. Das spült ihn dorthin, wo er gerade benötigt wird: in die Zellen. Dort angekommen, steht er zunächst vor verschlossenen Türen. Um die Zellmembran zu überwinden und ins Zellinnere zu gelangen, braucht er einen »Schlüssel«. Und dieser Schlüssel ist das Insulin (Seite 15, Schlüssel-Schloss-Prinzip).

Je mehr Zucker ins Blut kommt, desto mehr Insulin strömt nach, um den Zucker zu »verstauen«. Dadurch sinkt der Blutzuckerspiegel genauso schnell, wie er davor gestiegen ist. Das wiederum ruft Stresshormone auf den Plan, denn wenn der Pegel unter ein bestimmtes Niveau fällt, droht Unterzuckerung – und das kann in der Tat gefährlich werden. Die Botenstoffe mobilisieren zum einen die körpereigenen Zuckerspeicher, lösen zum anderen aber auch das Signal »Heißhunger« aus, damit der Zuckernachschub kommt. Das ist auch der Grund, warum sich unsere Gedanken in so einer Situation vor allem um Süßes und andere ungesunde Snacks drehen. Alle guten Vorsätze scheinen dann vergessen.

Muss die Bauchspeicheldrüse allerdings ständig für Insulinnachschub sorgen, wird das für sie zum Kraftakt. Ohne Erholungsphasen gibt sie irgendwann auf. Erst produziert sie weniger, später womöglich viel zu wenig Insulin. Es hat sich eine Insulinresistenz entwickelt, die letztendlich im Krankheitsbild Diabetes enden kann.

Es ist aber nicht nur so, dass die ständige Insulinproduktion irgendwann die Bauchspeicheldrüse ermüdet. Diesem Hormon kommt auch beim Fettauf- und -abbau eine tragende Rolle zu. Denn Insulin fördert nicht nur die Zuckeraufnahme in den Muskelzellen, sondern auch in der Leber, der Bauchspeicheldrüse und den Fettzellen, was wiederum die Insulindrüse quält. Die Folge ist, dass die Insulinproduktion sinkt. Zu allem Überfluss stockt dann noch die Fettverbrennung, solange Insulin im Blut herumschwirrt. Denn die Fettzellen gehen deshalb davon aus, dass noch genug Zucker vorhanden ist. Für sie gibt es deshalb keinen Grund, den gespeicherten Zucker wieder in seine ursprüngliche Form zurückzuverwandeln. Man kann es drehen und wenden, wie man will: Hohe Insulinwerte machen dick. Und die Ursache ist ebenso offensichtlich: Zucker.

Komplexe Kohlenhydrate und Ballaststoffe

Wie kann man dieser Misere nun entkommen? Wie lässt sich die Kohlenhydratzufuhr aufrechterhalten, ohne dabei den Körper mit Zucker zu fluten? Wie gelingt es, ohne Heißhunger und Gelüste abzunehmen?

Die Lösung sind komplexe Kohlenhydrate, bei denen die Zucker in langen Ketten vorliegen, die erst einmal abgebaut werden müssen, ehe sie ins Blut gelangen. Sie »tröpfeln« dann eher nach und nach aus dem Darm und locken dementsprechend auch nur eine geringe Menge Insulin hervor. Dadurch schnellt der Blutzuckerspiegel weder in die Höhe, noch sackt er plötzlich wieder ab. Stattdessen bleibt er über längere Zeit auf einem konstanten Niveau – und Heißhungerattacken bleiben aus.

Dass komplexe Kohlenhydrate länger satt machen als einfache, liegt neben ihrer Kettenstruktur auch an den in ihnen enthaltenen Ballaststoffen, die ebenfalls zur Familie der Kohlenhydrate gehören. Weil sie der Körper nicht richtig verdauen kann, liefern sie ihm aber, anders als Zucker, so gut wie keine Energie. Sie deshalb einfach als Ballast zu bezeichnen, der so nebenbei durch den Magen-Darm-Trakt treibt, wird ihnen trotzdem nicht gerecht. Denn während wir sie selbst nicht verwerten können, sind sie für unser Darm-Mikrobiom sehr wohl wertvolles »Futter«. Billionen von Bakterien wandeln unlösliche Ballaststoffe im Darm zu kurzkettigen Fettsäuren um, die wiederum unter anderem den Glukosehaushalt positiv beeinflussen, weil sie die Produktion von GLP-1 und anderen Darmhormonen ankurbeln[29] – genau wie eine Abnehmspritze!

Neben den unlöslichen Ballastoffen, der »Mikrobiom-Nahrung«, gibt es auch noch lösliche Ballaststoffe. Sie helfen ebenfalls beim Abnehmen, denn sie quellen im Magen auf und vergrößern so das Volumen seines Inhalts. Über spezielle Nerven in den Magenwänden erhält das Gehirn daraufhin die Info, dass genug gegessen wurde und der Magen jetzt voll ist – woraufhin dieser wieder nach unten funkt: »Danke, es reicht. Genug gegessen, ich bin satt, bitte die Nahrungsaufnahme einstellen.«

Her mit den guten Kohlenhydraten

Eigentlich ist es ganz einfach: Je süßer ein Lebensmittel schmeckt, desto mehr Einfachzucker stecken darin, die umgehend ins Blut schießen und entsprechende Insulinkaskaden und Blutzuckerspitzen auslösen. Das Fiese ist, dass Zucker heute aber auch in vielen Produkten steckt, in denen wir ihn gar nicht vermuten. In Heringssalat zum Beispiel. In fertiger Tomatensoße. In Gemüsekonserven. Oder in Tiefkühlpizza. Gerade Fertiggerichte und Fast Food sind wahre Zuckerfallen. Naheliegender gilt das auch für Kuchen, Gebäck und Süßwaren.

Klassische Sättigungsbeilagen und Brot sollten Sie am besten in der Vollkornvariante essen. Denn Vollkorn ist ein Garant für komplexe Zuckerketten und viele Ballaststoffe.

»Normale« Nudeln, »normaler« Reis, aber auch Kartoffeln schneiden in puncto Zucker etwas schlechter ab. Letztere beeinflussen den Blutzucker allerdings weniger stark, wenn man sie nach dem Kochen über Nacht abkühlen lässt. Dabei verändern sich Teile der Zuckermoleküle in ihnen so, dass die Verdauungsenzyme im Darm sie nicht mehr aufspalten können. Aus energiereicher Stärke wird resistente Stärke, die wie ein Ballaststoff wirkt. Auch, wenn die Speisen später wieder aufgewärmt werden. Und

Nudeln machen weniger dick, wenn sie al dente oder sogar noch ein bisschen kürzer gekocht werden. Dann lassen sie den Blutzuckerspiegel weniger rasant ansteigen. Sie können hier viel über die Menüplanung bewirken!

Aus ernährungsmedizinischer Sicht sind am Tag 30 Gramm Ballaststoffe täglich empfehlenswert. Oft sind es aber leider nicht einmal zwei Drittel dieser Menge, die man mit seiner »normalen« Ernährungsweise zu sich nimmt. Neben Vollkorn(-produkten) ist Gemüse ist ein wichtiger Lieferant dieser wichtigen Vitalstoffe. Wie beim Obst sitzen sie dabei häufiger direkt unter der Schale. Daher lohnt es sich, Bioware zu kaufen und aufs Schälen möglichst zu verzichten.

Das große Plus von Gemüse: Es steckt zusätzlich noch voller Vitamine und Mineralstoffe, die für so gut wie alle Stoffwechselvorgänge im Körper immens wichtig sind. Daher sollten Sie 500 bis 600 Gramm jeden Tag essen – auch weil Gemüse den Magen gut füllt, ohne dabei allzu viele Kalorien zu liefern. Die Energiedichte ist sehr gering, wie ich als Ernährungsmediziner es ausdrücken würde. Daher ist Gemüse in jeder Form – als Suppe, gedünstet, gebraten, geschmort, als Rohkost oder als Salat – für alle, die gesund und dauerhaft abnehmen wollen, ein Gewinn.

Mein Tipp für Sie: Greifen Sie auch zu bitteren Gemüsen und Salaten wie Löwenzahn, Chicorée und Radicchio. Denn die Bitterstoffe darin regen ebenfalls die Produktion von GLP-1 an. Leider hat der Bitterstoffgehalt unserer Lebensmittel in den letzten Jahrzehnten deutlich abgenommen, man hat sie einfach weggezüchtet. Auf dem Markt oder beim lokalen Gartenbetrieb nach alten Sorten mit noch mehr ursprünglichen Bitterstoffen Ausschau zu halten, lohnt sich aus diesem Grund einmal mehr.

Etwas zurückhaltender (maximal 200 Gramm am Tag) sollten Sie bei Obst sein. Der darin enthaltene Fruchtzucker (Fruktose) wird zwar insulinunabhängig verstoffwechselt, weshalb er lange auch als das Süßungsmittel für Diabetiker galt. Mittlerweile weiß man aber, dass Fruchtzucker, in großem Maße konsumiert, eine Fettleber genauso fördert wie Adipositas. Das gilt insbesondere für Obstsäfte und -Smoothies, denen dazu noch die ballaststoffreichen Fasern der frischen Früchte fehlen. Außerdem wird oft ein Vielfaches mehr an frischem Obst für ein Glas Saft benötigt – bei Orangen beispielsweise sind es zwei große Früchte für gerade einmal 200 Millili-

Top-Ballaststoffquellen und ihre gesunden »Nebenwirkungen«

- Vollkornprodukte – enthalten nicht nur langkettige Kohlenhydrate, sondern auch viele Ballaststoffe.
- Hülsenfrüchte – sind zudem wertvolle Eiweißquellen.
- Nüsse und Saaten – liefern ebenfalls Eiweiß sowie gesunde Fettsäuren.
- Gemüse – sorgt neben jeder Menge Vitamine und Mineralstoffe für viel Volumen im Magen und sorgt für ein Sättigungsgefühl.
- Obst – am besten sind dunkle Beeren, wegen der entzündungshemmenden Polyphenole.

ter. Das schlägt sich deutlich aufs Zuckerkonto nieder – ohne große Auswirkungen auf den Sättigungsgrad. Im Gegenteil!

Ganz vorn beim zuckerreichen Obst liegen Bananen und Trockenfrüchte. Greifen Sie lieber zu weniger süßen Sorten. Ideal sind alle Beeren, ganz besonders die dunklen, weil sie viele entzündungshemmende Polyphenole enthalten, deren positive Auswirkung auf die Gesundheit schon mehrfach wissenschaftlich nachgewiesen wurde.

Papaya, Aprikosen, Pflaumen, Pfirsich und Grapefruit zählen ebenfalls zu den eher fruktosearmen Früchten. Bei Äpfeln lohnt es sich, wieder nach alten Sorten wie Boskop oder Finkenwerder Herbstprinz zu suchen. Sie sind fruktoseärmer als neue Züchtungen.

Auch kein Verbündeter: Fruchtzucker

Fruktose hat eine deutlich stärkere Süßkraft als Haushaltszucker und kommt bevorzugt in der Lebensmittelindustrie zum Einsatz. Eine Frage der Kosten. Besonders verbreitet – und gefährlich für unsere Gesundheit – sind Fruktose-Glukose-Sirup und Maissirup (»High fructose corn sirup«). Schauen Sie beim Einkaufen, auf wie vielen Zutatenlisten Sie ihn entdecken – und dann stellen Sie die Produkte guten Gewissens wieder zurück ins Regal.

Top-Kohlenhydratquellen

Getreide und Brot

Lebensmittel	Kohlenhydratgehalt pro 100 g (davon Zucker)	Ballaststoffe pro 100 g
Bulgur	66,8 g (0,4 g)	9,6 g
Graupen	71 g (2,2 g)	4,6 g
Haferflocken	59,5 g (0,8 g)	9,7 g
Quinoa (rot)	52,8 g (3,1 g)	12,3 g
Quinoa (weiß)	58,5 g (1,8 g)	6,6 g
Reis (Natur)	74,1 g (0,8 g)	2,2 g
Wildreis	74,9 g (0,2 g)	6,2 g
Dinkelbrot	39,5 g (4,9 g)	4,4 g

Top-Kohlenhydratquellen

Getreide und Brot		
Lebensmittel	Kohlenhydratgehalt pro 100 g (davon Zucker)	Ballaststoffe pro 100 g
Mehrkornbrot	49 g (1,3 g)	6,2 g
Pumpernickel	36,5 g (2,6 g)	9,3 g
Roggenbrot	45,8 g (3,8 g)	6,5 g
Vollkornbrot mit Sonnenblumenkernen	38,5 g (2,8 g)	7,9 g

Hülsenfrüchte (getrocknet)		
Lebensmittel	Kohlenhydratgehalt pro 100 g (davon Zucker)	Ballaststoffe pro 100 g
Bohnen (getrocknet)	34,7 g (2 g)	23,2 g
Erbsen (getrocknet)	41,9 g (1,7 g)	16,6 g
Kichererbsen (getrocknet)	38,3 g (2,7 g)	21,4 g
rote Linsen (getrocknet)	52,3 g (4,7 g)	10,8 g

Nüsse und Saaten		
Lebensmittel	Kohlenhydratgehalt pro 100 g (davon Zucker)	Ballaststoffe pro 100 g
Chiasamen	1,6 g (1,6 g)	27,3 g
Hanfsamen (geschält)	4,7 g (1,5 g)	4 g
Haselnusskerne	10,5 g (6 g)	8,2 g
Kürbiskerne	2,7 g (1,3 g)	8,7 g
Leinsamen (ungeschält)	7,7 g (1,2 g)	22,7 g
Mandeln	5,4 g (5,4 g)	13,5 g
Pistazienkerne	11,6 g (0,5 g)	10,6 g

Top-Kohlenhydratquellen

Nüsse und Saaten

Lebensmittel	Kohlenhydratgehalt pro 100 g (davon Zucker)	Ballaststoffe pro 100 g
Sesamsamen (geschält)	4,6 g (1,6 g)	8,8 g
Walnusskerne	10,6 g (6,1 g)	6,1 g

Gemüse und Pilze

Lebensmittel	Kohlenhydratgehalt pro 100 g (davon Zucker)	Ballaststoffe pro 100 g
Bohnen (dicke, Saubohnen)	12,5 g (4,8 g)	3 g
Bohnen (grüne)	5,1 g (2,7 g)	1,9 g
Brokkoli	2,7 g (2,7 g)	3 g
Erbsen	12,3 g (1,3 g)	4,3 g
Fenchel	3 g (3 g)	2 g
Grünkohl	2,5 g (2,5 g)	4,2 g
Hokkaidokürbis	13,6 g (6,3 g)	2,4 g
Kartoffel (gekocht, mit Schale)	14,8 g (0,7 g)	1,7 g
Lauch	3,3 g (3,1 g)	2,3 g
Mangold	0,7 g (0,7 g)	2,6 g
Möhre	6,8 g (6,4 g)	3,6 g
Paprika (rot)	6,4 g (6,4 g)	3,6 g
Pastinake	12,1 g (3,1 g)	2,1 g
Rosenkohl	3,3 g (2,8 g)	4,4 g
Rote Bete	8,4 g (8,4 g)	2,5 g
Rotkohl (Blaukraut)	3,5 g (3,5 g)	2,5 g
Schwarzwurzel	2,1 g (2,1 g)	17 g
Spargel (grün)	2 g (1,5 g)	2,2 g
Süßkartoffel	24,1 g (4,6 g)	3,1 g

Top-Kohlenhydratquellen

Gemüse und Pilze		
Lebensmittel	Kohlenhydratgehalt pro 100 g (davon Zucker)	Ballaststoffe pro 100 g
Weißkohl (Weißkraut)	4,2 g (4,1 g)	3 g
Austernpilze	2,6 g (0,5 g)	5,9 g
Champignons	0,6 g (0,6 g)	2 g
Pfifferlinge	0,2 g (0,1 g)	4,7 g
Shiitakepilze	12,3 g (2,5 g)	2 g
Steinpilze	0,5 g (0,5 g)	6 g

Obst		
Lebensmittel	Kohlenhydratgehalt pro 100 g (davon Zucker)	Ballaststoffe pro 100 g
Apfel	11,4 g (10,3 g)	2 g
Aprikose	8,5 g (7,7 g)	1,5 g
Avocado	0,4 g (0,4 g)	6,3 g
Birne	12,4 g (10,3 g)	2,8 g
Brombeeren	6,2 g (3,5 g)	3,2 g
Clementine	9 g (9 g)	2 g
Erdbeeren	5,5 g (5,4 g)	2 g
Grapefruit	7,4 g (7,4 g)	0,6 g
Heidelbeeren	6,1 g (6 g)	4,9 g
Himbeeren	4,8 g (4,8 g)	4,7 g
Orange	8,3 g (8,3 g)	2,2 g
Papaya	10,2 g (10,2 g)	1,9 g
Pfirsich	8,9 g (8,2 g)	1,9 g
Pflaume	10,2 g (7,8 g)	1,6 g
Stachelbeeren	7,1 g (7,1 g)	3 g
Zwetschge	8,8 g (8,8 g)	2,3 g

20:80 – das Erfolgskonzept

Worauf aber kommt es nun genau an, wenn man kontinuierlich Gewicht verlieren will? Was muss, was darf man essen? Das Wichtigste zuerst: ziemlich viel! Denn das Schlimmste, was Sie tun können, ist sich selbst einzuschränken, sich ständig etwas zu verbieten und sich nicht satt zu essen. Mein Konzept baut darauf, dass Sie 20 Prozent alte, kontraproduktive Angewohnheiten optimieren – und Sie dürfen zu 80 Prozent weitermachen wie bisher!

Finden Sie Alternativen für ungünstige Angewohnheiten und lassen Schritt für Schritt alte Verhaltensmuster hinter sich. Das gelingt am besten, wenn man nicht gleich das große Ganze versucht, sondern sich vortastet. Es ist wie beim Sport: Wenn man lange nichts getan hat, startet man auch besser mit einem gemütlichen Dauerlauf, als gleich im Sprint alles geben zu wollen. Denn sonst muss man nach wenigen Metern erschöpft wieder aufhören. Deshalb gebe ich Ihnen zwei Erfolgsstrategien mit, die Sie entspannt zum Ziel führen.

Strategie 1: Genug essen, aber das Richtige

Immer genug essen: Viele unserer Patienten und Patientinnen sind extrem erstaunt, wenn sie das von mir hören. Denn gerade Essen ist es ja, was sie sich jahrelang, oft jahrzehntelang zu verkneifen versucht haben – mit mehr oder weniger Erfolg wahrscheinlich. Dafür aber mit sehr viel schlechtem Gewissen, wenn es mal wieder nicht so geklappt hat wie geplant.

Es mag zunächst tatsächlich wie der größte Widerspruch klingen, viele sehen mich mit Erstaunen an, wenn sie das erste Mal davon hören. Aber wer abnehmen will, muss vor allem eines: sich immer satt essen. Es bringt überhaupt nichts, die Kalorienzufuhr ständig weiter runterzuschrauben. Denn damit bringt man automatisch zwei Mechanismen zum Laufen, die Ihrem Ziel »Wunschgewicht« leider einen dicken Strich durch die Rechnung machen.

1. Hungern = mehr Kilos hinterher

Der menschliche Körper hat über Jahrtausende gelernt, sich bestmöglich an widrige Lebensumstände anzupassen – und ein besonders widriger war Hunger. Also ist er von Natur aus aufs Speichern programmiert und klammert sich an jede noch so kleine Reserve. Auch wenn wir heute längst keinen Hungersnöten mehr ausgesetzt sind: Unser Körper ist immer noch ein »Urvieh«. Und deshalb fährt er, wie immer schon, den Grundumsatz herunter, wenn die Nahrung knapp wird. Bei einer Reduktionsdiät passiert genau das: Die Nahrungszufuhr wird reduziert, deshalb schaltet der Körper auf Sparflamme. Problematisch wird das, sobald man wieder mehr isst (wie vor der Diät). Denn der Grundumsatz steigt zwar mit der erhöhten Kalorienmenge an, aber in einem deutlich langsameren Tempo. Die Kalorienzahl steigt hier überproportional – und deswegen kann die zugeführte Energie kaum verbraucht werden. Stattdessen wird sie erst einmal in Form von Fett »zwischengelagert« (Seite 43, Schnelle Energie).

Während diese Reserven unseren (Steinzeit-)Ahnen in der nächsten Hungersnot einen gewissen Überlebensvorteil sicherten, setzen sie sich in unseren heutigen Körpern einfach fest. Mehr noch: Aufgrund unserer hochkalorischen Ernährung schnellt die Zahl der Kilos so schnell wieder nach oben, dass oft noch mehr als das Ausgangsgewicht erreicht ist, eher der Grundumsatz sich überhaupt wieder an die »normalen« Umstände angepasst hat. Und das bedeutet: Nach der Diät ist man dicker als davor.

2. Kein Zucker = Stress

Der andere Mechanismus: Wenn wir weniger essen, sinkt automatisch irgendwann auch der Blutzuckerspiegel. Und kommt kein neuer Zucker nach, befiehlt das Gehirn, die körpereigenen Zuckerspeicher anzuzapfen und so für den nötigen Glukosenachschub zu sorgen. Diese Energiereserven zu mobilisieren ist unter anderem Aufgabe des Stresshormons Cortisol. Das bedeutet: Wenn wir längere Zeit hungern, ist das Cortisollevel dauerhaft erhöht, wir stehen automatisch gehörig unter Stress. Das sorgt für (Heiß-)Hunger, am liebsten nach Süßem und Fettigem. Und selbst wenn wir dem nicht nachgeben, torpediert Cortisol unsere Bemühungen weiter. Auf der einen Seite, indem es Proteine aus der Muskulatur zieht, um sie in Glukose umzuwandeln. Die schwindende Muskelmasse senkt dann den Grundumsatz zusätzlich. Auf der anderen Seite, indem es die Insulinwirkung hemmt und so den Umbau von Zucker zu Fett fördert.

Womit wir wieder am Anfang des Kapitels gelandet sind. Denn das alles lässt sich ganz einfach vermeiden, indem man genug isst. Und hier kommt wieder die artgerechte Ernährung ins Spiel (Seite 31). Dank ihres richtigen Proteingehalts, der gesunden Fette und komplexen Kohlenhydrate versorgt sie uns nicht nur mit allen lebenswichtigen Nährstoffen, sondern sättigt auch optimal – genauso wie die Rezepte ab Seite 64. Damit ist es ein Leichtes, der Glukosefalle zu entkommen, und vier bis sechs Stunden bis zur nächsten Mahlzeit gut zu überstehen.

Wann ist genug? Essenspausen

Um das ständige Auf und Ab des Blutzuckerspiegels zu unterbrechen, die Insulinausschüttung im Zaum zu halten und den Fettabbau anzustoßen, ist es sehr wichtig, zwischendurch längere Zeit nichts zu essen. Leider geht der Trend weg von den traditionellen großen hin zu vielen Minimahlzeiten. Dabei nehmen viele Menschen tatsächlich schon allein dadurch ab, dass sie nur zwei- bis dreimal am Tag essen. Dieser Effekt lässt sich durch Intervallfasten noch verstärken: Weil die Nahrungsaufnahme nur innerhalb eines bestimmten Zeitfensters erfolgt, verlängert sich die nächtliche Essenspause deutlich – idealerweise auf zwölf bis 16 Stunden. In denen werden dann nicht nur beschädigte Zellbestandteile oder Eiweiße »recycelt«, sondern auch die eigenen Fettreserven angezapft.

Heißhunger! Und nun?

Bitte keine Selbstvorwürfe, wenn es so weit ist! Doch greifen Sie nicht zu Schokolade, Keksen oder Gummibärchen. Sondern: zur Handvoll Nüsse. Die spendet neben reichlich sattmachendem Eiweiß gleich noch eine Ladung Tryptophan. Aus dieser Aminosäure kann der Körper das »Glückshormon« Serotonin herstellen. Das lässt das Stresslevel sinken – und Stress, das weiß man, fördert den Appetit ebenfalls.

Zur Vermeidung: Wie sieht Ihr »Eiweißkonto« aus? Enthält jede Mahlzeit genug Proteine (Seite 34, Schlankmacher Eiweiß)? Essen Sie genug Gemüse und trinken Sie ausreichend (auch für einen gut gefüllten Magen, Seite 34)?

Tatsächlicher Verzicht: keine schnell verdaulichen Kohlenhydrate. Sie lassen den Blutzucker rasant steigen, locken unnötigerweise fettaufbauendes Insulin hervor, um dann ebenso schnell wieder abzusacken. Aber Vorsicht: Heißhunger kann auch ein psychisches Verlangen sein – eben weil bestimmte Lebensmittel »verboten« sind. Seien Sie auch mal nachsichtig mit sich!

Strategie 2: Individuelle Ernährungsumstellung

Wer sich mit dem Thema Gewichtsverlust beschäftigt, weiß schnell, wo die Stellschrauben zu finden sind. Das andere ist, dieses Wissen auch in die Praxis umzusetzen. Denn unser Essverhalten wird, wie Sie gesehen haben, eben nicht allein vom Verstand gesteuert. Eine der größten Stolperfallen ist, zu schnell zu viel erreichen zu wollen.

Immer wieder bemerke ich bei Gesprächen mit Patienten und Patientinnen, wie sehr ihre Ziele und meine Vorstellungen, was erreichbar und sinnvoll ist, auseinanderdriften. Während ich als Ernährungsmediziner beispielsweise zehn Kilogramm Gewichtsabnahme in einem Jahr als absolut positiv betrachte, ist die verzweifelte Erwartung vieler Abnehmwilliger ungleich höher. Manche gehen gar von der drei- bis vierfachen Menge aus.

Kein Wunder, dass so viele bald frustriert das Handtuch werfen! Umso wichtiger ist es, vor Beginn der Behandlung festzuklopfen, welche Ziele realistisch sind: Ein bis zwei Kilogramm weniger pro Monat wären aus meiner Sicht immer ein Riesenerfolg!

Auch bei der Ernährungsumstellung verlangen sich viele Menschen zu viel auf einmal ab – nur um alsbald an ihren hehren Zielen zu scheitern. Wir setzen in unserer Ernährungsambulanz deswegen seit Jahren überaus erfolgreich auf das 20:80-Prinzip. Hierfür muss weder die komplette Ernährung umgekrempelt werden, noch müssen Sie auf alle persönlichen Vorlieben verzichten. Unsere Erfahrungen zeigen: Eine individuelle Vorgehensweise ist beim Abnehmen deutlich effektiver als extreme Disziplin und Verzicht.

Bestandsaufnahme: Was läuft schief?

Mit einem Selbstcheck (Seite 59, Checkliste) bringen Sie Licht ins Dunkel Ihrer Ernährungsgewohnheiten. Denn damit machen Sie sich bewusst, welche Vorlieben Sie haben und was davon Sie am Abnehmen hindert.

Dann geht es um die Typen: Wodurch ist Ihr persönliches Essverhalten geprägt? Essen ist meist keine »freie« Entscheidung, wir werden stark beeinflusst durch unsere (jahrelang erlernten) Vorlieben. Machen wir uns das bewusst, können wir unsere Gewohnheiten besser steuern. Es dauert übrigens 15 bis 20 Minuten beim Essen, ehe der Magen sich so ausgedehnt hat, dass Sättigungssignale ans Gehirn funken. Wer sich beim Essen Zeit nimmt, muss weniger essen, um sich satt zu fühlen.

Jetzt geht es ans Eingemachte: Schreiben Sie mindestens eine Woche lang akribisch auf, was Sie tagsüber alles zu sich nehmen – vom Milchkaffee zum Frühstück, über das Stückchen Schokolade nachmittags im Büro bis zum Glas Weißwein zur Netflixserie. Am besten greifen Sie immer direkt zu Stift und Notizbuch oder zu Ihrem Smartphone, wenn Sie etwas zum Mund führen. Denn wir »vergessen« ganz gern mal, was wir (zwischendurch) so alles snacken. Ein abendlicher Rückblick ist diesbezüglich daher meist unvollständig – sehen Sie die zusätzliche »Mühe« einfach als eine sehr hilfreiche Grundlage für Ihren Weg zum neuen Wunschgewicht.

Notieren Sie jeweils auch, aus was sich Ihre jeweilige Mahlzeit zusammensetzt: Markieren Sie Eiweißhaltiges zum Beispiel gelb und schätzen Sie

Grobe Richtlinie: Eiweißwerte

100 Gramm Fleisch/Fisch etwa enthalten circa 20 Gramm Eiweiß, Käse 15 bis 30 Gramm, 100 Milliliter Kuhmilch circa 3 Gramm, 100 Gramm Joghurt bis zu 4, dieselbe Menge Quark bis zu 14 Gramm, Vollkornbrot, -reis und -nudeln sowie Kartoffeln 5 bis 10 Gramm.

die ungefähre Menge des enthaltenen Proteins (dabei helfen Ihnen die Übersichtstabellen für Top-Eiweißquellen ab Seite 37). Kennzeichnen Sie außerdem Kohlenhydratlastiges rot, Gemüse grün und Obst orange (Top-Kohlenhydratquellen finden Sie ab Seite 48). Mengenangaben sind hier nicht nötig, es geht einfach um einen schnellen Überblick. Und den Fettgehalt Ihrer Speisen können Sie sogar zunächst ganz außer Acht lassen!

Tipp: Einen ausführlichen Selbstcheck und Infos zu den verschiedenen Esstypen, Vorlagen für Ihr Ernährungstagebuch und viele weitere praktische Hilfsmittel finden Sie in meinem Ratgeber *Abnehmen nach dem 20:80-Prinzip. Das Arbeitsbuch.* Oder verwenden Sie die myFoodDoctor-App (Seite 157, Service) mit digitalem Tagebuch und Auswertungshilfen.

Umsetzung Ihrer neuen Ernährung Schritt für Schritt

Ihre ersten Aufzeichnungen zeigen Ihnen bereits recht deutlich, weshalb es mit dem Abnehmen bisher vielleicht noch nicht so recht geklappt hat. Sie verraten Ihnen damit gleichzeitig, an welchen Stellschrauben Sie drehen können, um das zu ändern.

- **Einschätzung:** Schreiben Sie zunächst auf, was Sie alles anders machen könnten: Zum Beispiel, dass Sie stärker auf die richtige Eiweißzufuhr achten, nachmittags nicht mehr naschen, bei den Hauptmahlzeiten die Kohlenhydrate reduzieren oder abends nur noch jeden zweiten Tag ein Glas Wein trinken. Dass Sie nicht gleich alles, was auf dieser Liste steht, auf ein-

Für den Essensgenuss

Trick 1: Scharf würzen, denn scharfe Mahlzeiten schlingt man in der Regel weniger schnell hinunter.

Trick 2: Sich unterhalten und/oder zwischendurch häufiger das Besteck weglegen. Auch das entschleunigt.

Trick 3: Gründlich kauen, das verbraucht Zeit und erleichtert noch dazu die Verdauung, weil die Nahrungsbestandteile zum Teil schon im Mund aufgeschlossen werden. Weil intensives Kauen zudem den GLP-1-Spiegel erhöht, könnte es beim Abnehmen wirklich das Zünglein an der Waage sein.[30]

mal in Angriff nehmen müssen, verdeutlicht schon das Verhältnis des 20:80-Prinzips. Kleine Veränderungen genügen, behalten Sie erst einmal 80 Prozent ihres Alltags und ihrer gewohnten Ernährung bei. So müssen Sie sich selbst nicht verleugnen, sondern setzen sich stattdessen ganz individuelle Ziele. Die einen können leichter auf dieses verzichten, die anderen auf jenes. Der Schlüssel zum erfolgreichen Abnehmen liegt auch in der Individualität und der Selbstbestimmung.

- **Umsetzung:** Beginnen Sie mit der Veränderung, die Sie als am einfachsten einschätzen. Und bleiben Sie dann so lange dabei, bis das Neue ganz normal und damit zur Gewohnheit geworden ist. Sobald dies der Fall ist, nehmen Sie sich dann die nächste Veränderung vor. Immer schön Schritt für Schritt … Sie wollen Ihre alten Gewohnheiten schließlich dauerhaft umpolen. Das geht nicht von heute auf morgen. Geben Sie sich Zeit, und zwar Wochen oder Monate!

Wenn Sie merken, dass es doch schwieriger ist als gedacht und Sie bei einer Umsetzung ins Schleudern geraten, wechseln Sie Ihre Strategie. Nehmen

Checkliste: Wie essen Sie eigentlich (besser)?

- Essen Sie häufiger als dreimal am Tag oder snacken Sie zwischendurch (mehrmals)? Ja Nein
- Enthalten Ihre Mahlzeiten weniger als 30 Gramm Eiweiß? Oder finden sich davon – im Gegenteil – oft mehr als 35 Gramm auf dem Teller? Ja Nein
- Bestehen Ihre Mahlzeiten hauptsächlich aus Kohlenhydraten? Ja Nein
- Essen Sie viel Süßes oder trinken Sie zuckerhaltige Getränke? Ja Nein
- Trinken Sie oft (mehr als 1 Glas pro Tag) Alkohol? Ja Nein
- Essen Sie, wenn Sie gestresst oder frustriert sind oder wenn Sie sich langweilen? Ja Nein

sich erst einmal den nächsten Punkt auf Ihrer Liste vor. Setzen Sie sich nicht unter Druck. Denn Druck bedeutet Stress und der ist, wie Sie mittlerweile ja wissen, einer der größten Boykotteure, wenn es ums Abnehmen geht.

Zögern Sie im gleichen Zuge jedoch auch nicht, professionelle Hilfe bei einer Ernährungsfachkraft (Ökotrophologin oder Diätassistent) oder in ei-

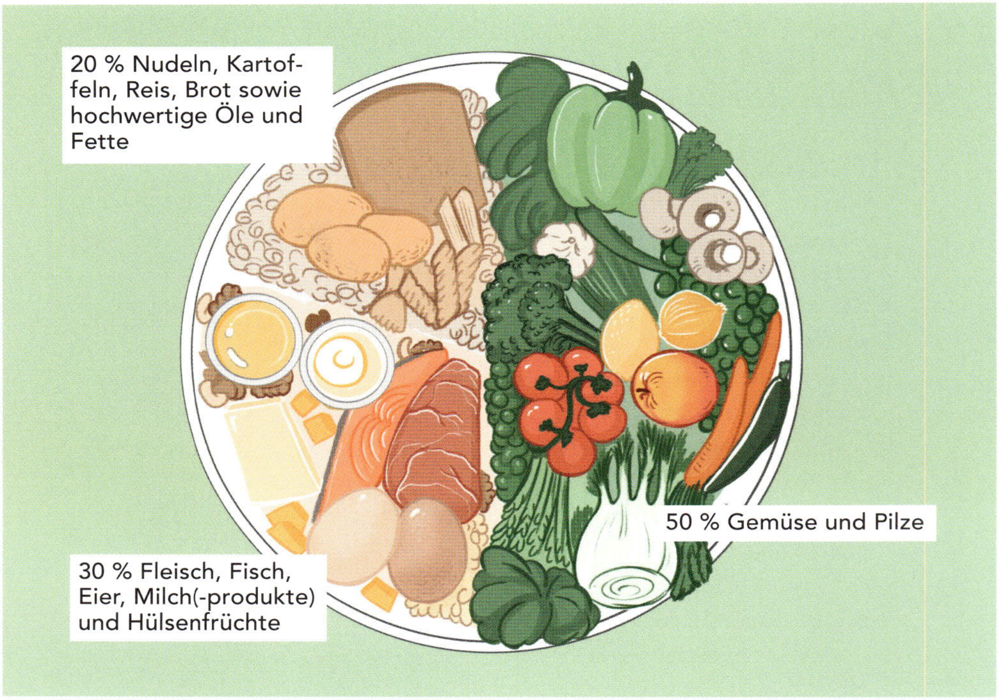

Das Tellerprinzip ist eine einfache Möglichkeit, die optimalen Lebensmittel einzuplanen.

ner Schwerpunktpraxis für Ernährungsmedizin zu suchen, wenn Sie mit den Veränderungen nicht klarkommen und sich partout kein Erfolg einstellen will. Übergewicht ist eine chronische Krankheit, für deren Behandlung es viel Zeit und Verständnis braucht.

Das Wichtigste beim 20:80-Prinzip ist, dass Sie nach dem Essen satt und zufrieden sind. Das wird Ihnen ganz leicht gelingen, wenn Sie hochwertiges Eiweiß, gesunde Fette und komplexe Kohlenhydrate geschickt kombinieren: Mit dem Tellerprinzip wird auf einen Blick ersichtlich, welche Lebensmittel Sie am besten in welchen Verhältnissen pro Mahlzeit zubereiten sollten.

Denken Sie an 20 Prozent Nudeln, Kartoffeln, Reis, Brot sowie hochwertige Öle und Fette, dazu 30 Prozent Fleisch, Fisch, Eier, Milch, Milchprodukte und Hülsenfrüchte sowie ganze 50 Prozent Gemüse. So erreichen Sie automatisch eine ausgewogene Ernährung (Seite 60, Tellerprinzip).

Neue Gewohnheiten erfolgreich etablieren

Das Tolle am 20 : 80-Prinzip: Mit jeder neuen Gewohnheit lassen Sie eine andere, ungesündere hinter sich. Leider geht das aber nicht von einem Tag auf den anderen, sondern braucht Zeit. Schließlich haben sich auch die alten Gewohnheiten und Vorlieben über Jahre, vielleicht sogar Jahrzehnte eingeschliffen. Aber keine Angst: Ganz so lange dauert es mit der Umgewöhnung nicht. Wir Menschen sind schließlich zum Glück lernfähig. Ungefähr elfmal muss man ein ungewohntes Lebensmittel essen, bis man seinen Geschmack mag oder zumindest toleriert. Danach kommt automatisch ins Rollen, was in der Wissenschaft *Mere Exposure Effect* heißt: Je öfter wir etwas wahrnehmen, desto positiver bewerten wir es. Oder in Bezug auf die Ernährungsgewohnheiten: Je öfter wir etwas essen, umso besser schmeckt es uns.

Lassen Sie sich auch dann nicht vom Weg abbringen, wenn die Waage mal stagniert. Am Anfang purzeln die Pfunde oft schneller. Natürlich ist es schwer, die Motivation aufrechtzuerhalten, wenn sich mal eine, vielleicht auch zwei Wochen scheinbar nichts tut. Aber seien Sie sicher: Ihr Körper reagiert weiter. Bleiben Sie dran, Veränderungen brauchen ihre Zeit. Vielleicht benötigt Ihr Organismus auch einfach einen neuen Reiz und es ist Zeit für den nächsten Punkt auf Ihrer Umsetzungsliste?

Für einige meiner Patientinnen und Patienten ist solch ein Plateau übrigens auch der Zeitpunkt, an dem wir gemeinsam beschließen, es unterstützend mit der Abnehmspritze zu probieren. Die Wirkung des Semaglutids bringt den Gewichtsverlust recht schnell wieder ins Rollen – und damit auch die verlorene Motivation zurück.

Wichtig ist allerdings, sich danach nicht auf den bereits erreichten Erfolgen auszuruhen. Nutzen Sie die Zeit der Behandlung, um die erreichten Veränderungen beizubehalten und neue in Angriff zu nehmen, damit auch sie zur (Ess-)Routine werden.

Und dazu noch ein bisschen Bewegung

Eines muss ich gleich klarstellen: Allein mit Bewegung wird man seine Kilos kaum los. Denn so viele Kalorien, wie man denkt, verbrennt man dabei leider nicht. Selbst wer eine ganze Stunde joggt – was man bei Übergewicht den Gelenken zuliebe unbedingt bleiben lassen sollte – verbraucht mit 840 Kilokalorien nicht einmal den Gegenwert einer Currywurst mit Pommes. Bei derselben Zeit Schwimmen, Walken, Radfahren oder Krafttraining ist gerade mal ein großer Burger abtrainiert – ohne Beilage.

Aktiv zu sein lohnt sich – die Vorteile regelmäßiger Bewegung

- erhöht die Insulinempfindlichkeit.[31]
- bringt den Fettstoffwechsel auf Hochtouren.
- baut Muskeln auf – und die verbrennen auch im Ruhezustand mehr Energie als Fett; außerdem produzieren Muskeln Botenstoffe (Myokine), die antientzündlich in unserem Organismus wirken. Damit ist eine gut gekräftigte Muskulatur zusätzlich ein wichtiger Gegenspieler des entzündungsfördernden Bauchfetts.
- verhindert, dass der Körper fehlendes Eiweiß aus eigenen Depots zieht und Muskelmasse abbaut.
- hilft Stress abzubauen und damit indirekt auch gegen Heißhunger.
- stärkt unsere Selbstwirksamkeit, weil wir mit der Zeit immer mehr schaffen. Dadurch trauen wir uns auch in anderen Bereichen mehr zu und wagen Veränderungen leichter – auch auch was den Bereich der Ernährung angeht.

Aktiv sollte man trotzdem werden, womöglich kann Bewegung die Wirkung der Abnehmspritze gezielt verstärken, indem sie die GLP-1-Ausschüttung verbessert. Dazu muss aber erst noch weiter geforscht werden.[32]

Das Wichtigste ist, wirklich regelmäßig aktiv zu werden. Denn nur dann wird das Bewegungsprogramm ebenfalls zu einer festen Gewohnheit, und es fehlt einem richtig etwas, wenn man mal nichts tut. Idealerweise hat man sogar jeden Tag Zeit dafür. Wer das nicht schafft, ist mit der Zwei-plus-zwei-Regel gut bedient: Zweimal Ausdauersport, möglichst im Freien, damit das »Sonnenvitamin D« gebildet wird. Dazu zweimal Kraftsport pro Woche. Je älter wir werden, umso wichtiger wird dabei der Letztere, denn ab 30 sind wir eher im Muskelabbaumodus.

Wann ist es Zeit, die Spritze wieder abzusetzen?

Routine hilft auch bei der Frage, wann man wieder auf den Abnehm-Booster verzichten kann. Wer das Gefühl hat, die Sache (wieder) gut im Griff zu haben, und sich psychisch stark genug fühlt, den ständigen Verführungen unserer Zeit zu widerstehen, kann in der ärztlichen Sprechstunde entscheiden, die Spritze abzusetzen. Ob man dazu die Dosis schleichend reduziert oder das Präparat von einer Woche zur nächsten absetzt, wird individuell und bei einer ärztlichen Beratung entschieden.

Nach der Spritze ist vor der Spritze: Jetzt kommt die Wirkung der Ernährungsumstellung zum Zug. Hat man bis dahin nicht gelernt, worauf es ankommt, oder denkt man gar, man könne sich jetzt, nachdem man so toll abgenommen hat, endlich wieder einmal etwas »gönnen«, schnappt die Falle ganz schnell zu. Es kommt wie bei jeder gewöhnlichen Radikaldiät auch zum berühmt-berüchtigten Jo-Jo-Effekt. In kürzester Zeit zeigt die Waage dann wieder das Ausgangsgewicht – oder steigt womöglich erschreckenderweise noch weiter nach oben. Und zu allem Übel hat man dafür auch noch mehrere tausend Euro ausgegeben.

Wer dagegen weiter isst, wie er oder sie es während der Behandlungsphase gelernt (und eingeübt) hat, dem kann nichts passieren. Im Gegenteil: Er wird sogar noch weiter abnehmen. Vermutlich zwar wieder etwas langsamer als bisher, aber dafür stetig und dauerhaft. Schließlich hat die artgerechte Ernährung immer ein festes Ziel im Blick: Ihr Normalgewicht.

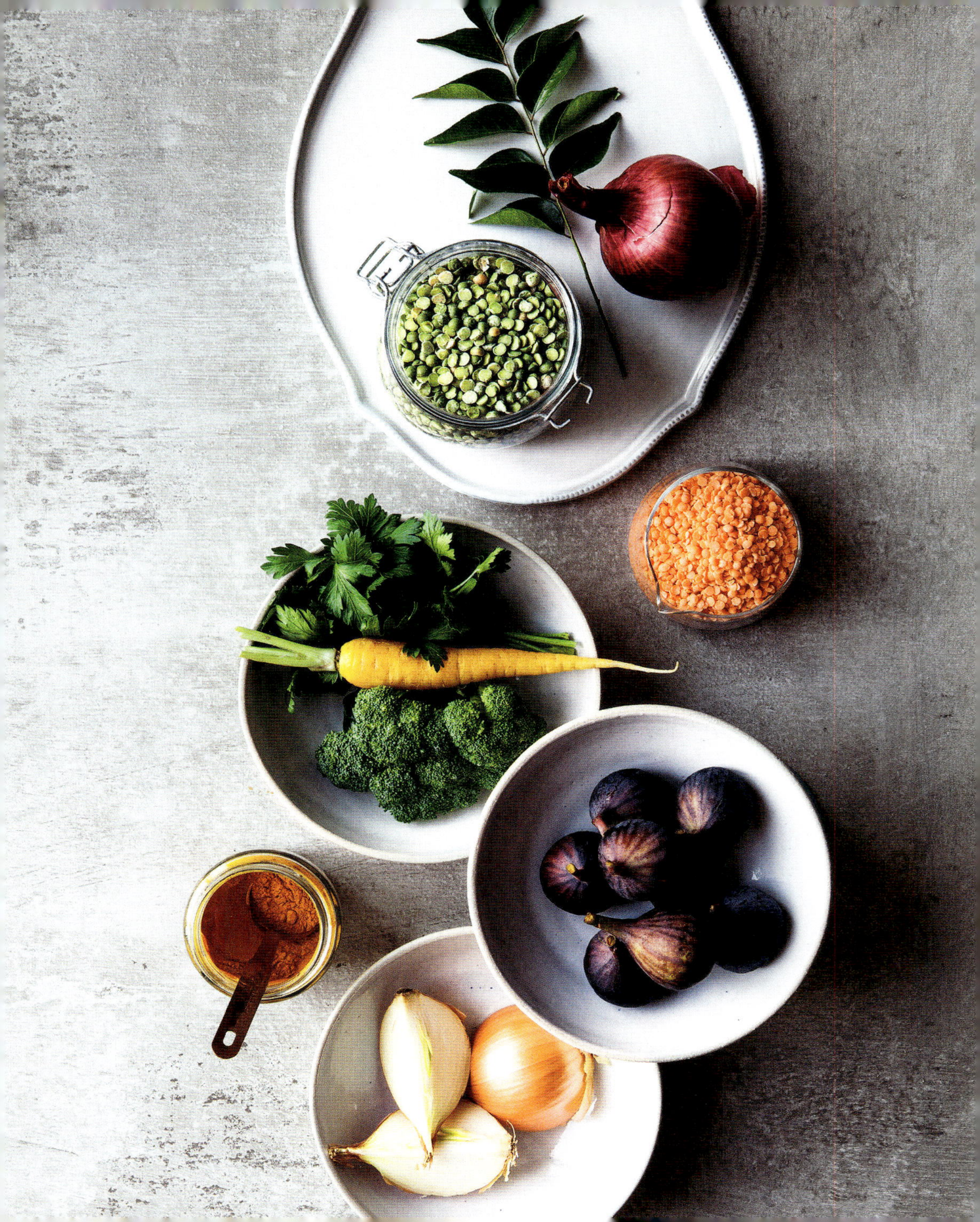

EINFACHE GENUSSREZEPTE

Feigen-Caprese mit Pistazien

Für 2 Portionen
Zubereitung: 15 Min.
Nährwert pro Portion: ca. 529 kcal
28 g EW | 36 g F | 20 g KH

8 frische Feigen
2 Kugeln Mozzarella
20 g gehackte Pistazienkerne
1 EL Aceto balsamico
1 EL weißes Mandelmus
1 TL Ahornsirup
1 Msp. gemahlene Vanille
Salz

SCHNELL · VEGETARISCH · PROTEINREICH

1. Die Feigen vom Stielansatz befreien und längs in je ca. 4 Scheiben schneiden. Den Mozzarella kurz abtropfen lassen und ebenfalls in Scheiben schneiden. Die Pistazienkerne in einer beschichteten Pfanne sanft etwa 5 Min. anrösten.

2. Balsamico, Mandelmus, Ahornsirup, Vanille und etwas Salz mit 1 EL Wasser in einer Schale zu einer glatten Creme verrühren.

3. Mozzarella und Feigen abwechselnd auf zwei Tellern anrichten, mit Creme und Pistazienkernen garnieren.

Schon gewusst?

Ein eiweiß- und relativ kalorienreicher Start in den Tag beugt den ungünstigen Blutzuckerspitzen vor. Denn wer sich morgens satt isst, verfällt auch nicht gleich am Vormittag ins Snacken.

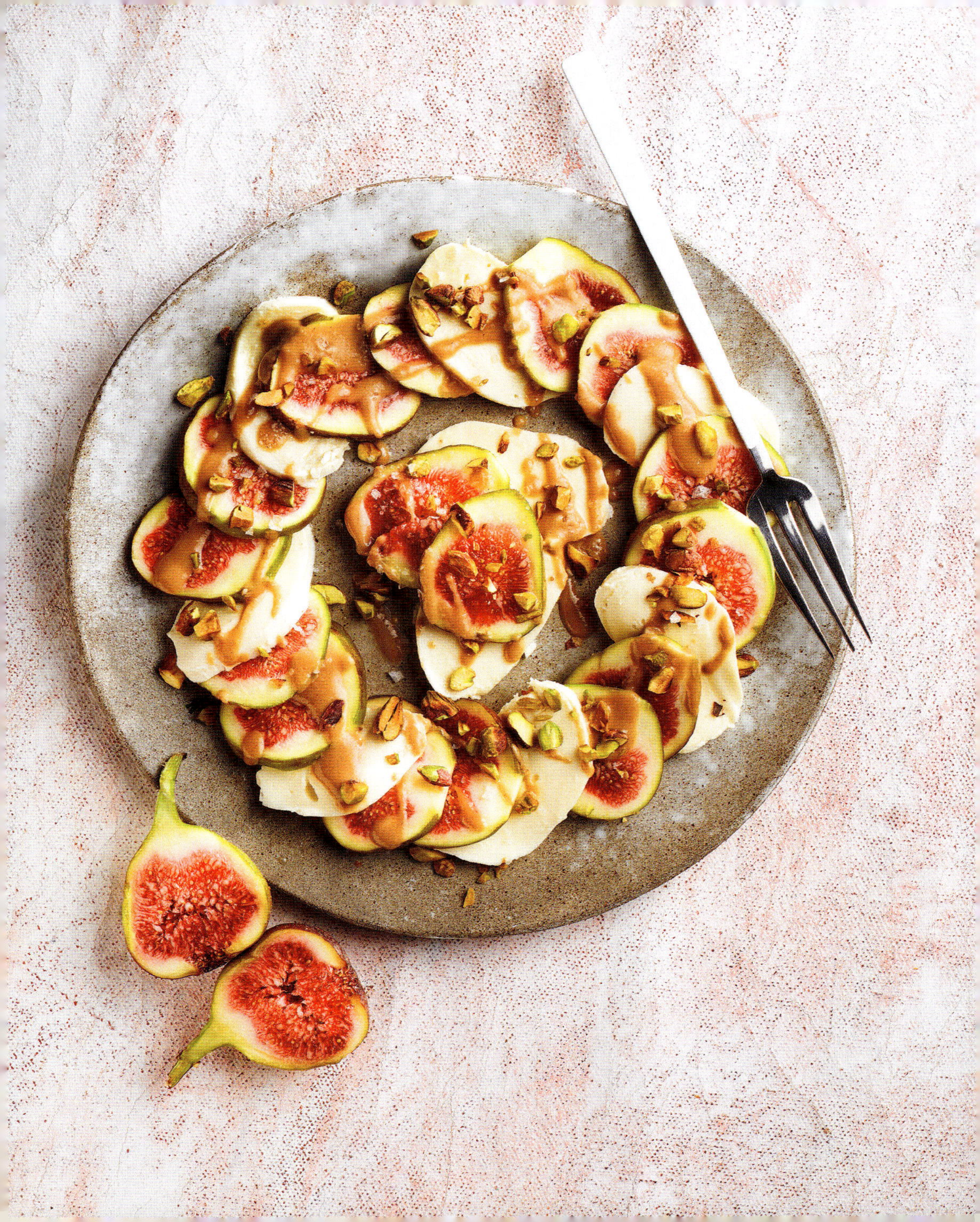

Proteinreicher Erdmandelshake

Für 2 Portionen
Zubereitung: 5 Min.

Nährwert pro Portion: ca. 230 kcal
23 g EW | 6 g F | 17 g KH

250 g Himbeeren
½ Banane
60 g gemahlene Erdmandeln (s. Tipp)
2 EL Erbsenprotein (aus dem Bioladen oder Reformhaus)
500 ml ungesüßter Sojadrink
3 EL Quinoaflocken
1 Msp. gemahlene Vanille

SCHNELL · VEGETARISCH · PROTEINREICH

1. Die Himbeeren verlesen. Die Banane schälen und in grobe Stücke schneiden.

2. Himbeeren und Banane mit sämtlichen weiteren Zutaten in einem Standmixer gründlich pürieren. Zum Servieren auf Gläser verteilen.

Schon gewusst?

Erdmandeln zählen nicht zu den Nüssen, sondern sind die unterirdischen Ausläufer der Pflanzenwurzeln. Sie punkten mit reichlich Ballaststoffen und Pflanzenprotein. Dieser Shake mit hohem Eiweißgehalt ist ideal für ein schnelles Frühstück, das lange satt macht und den Blutzucker nicht nach oben schnellen lässt.

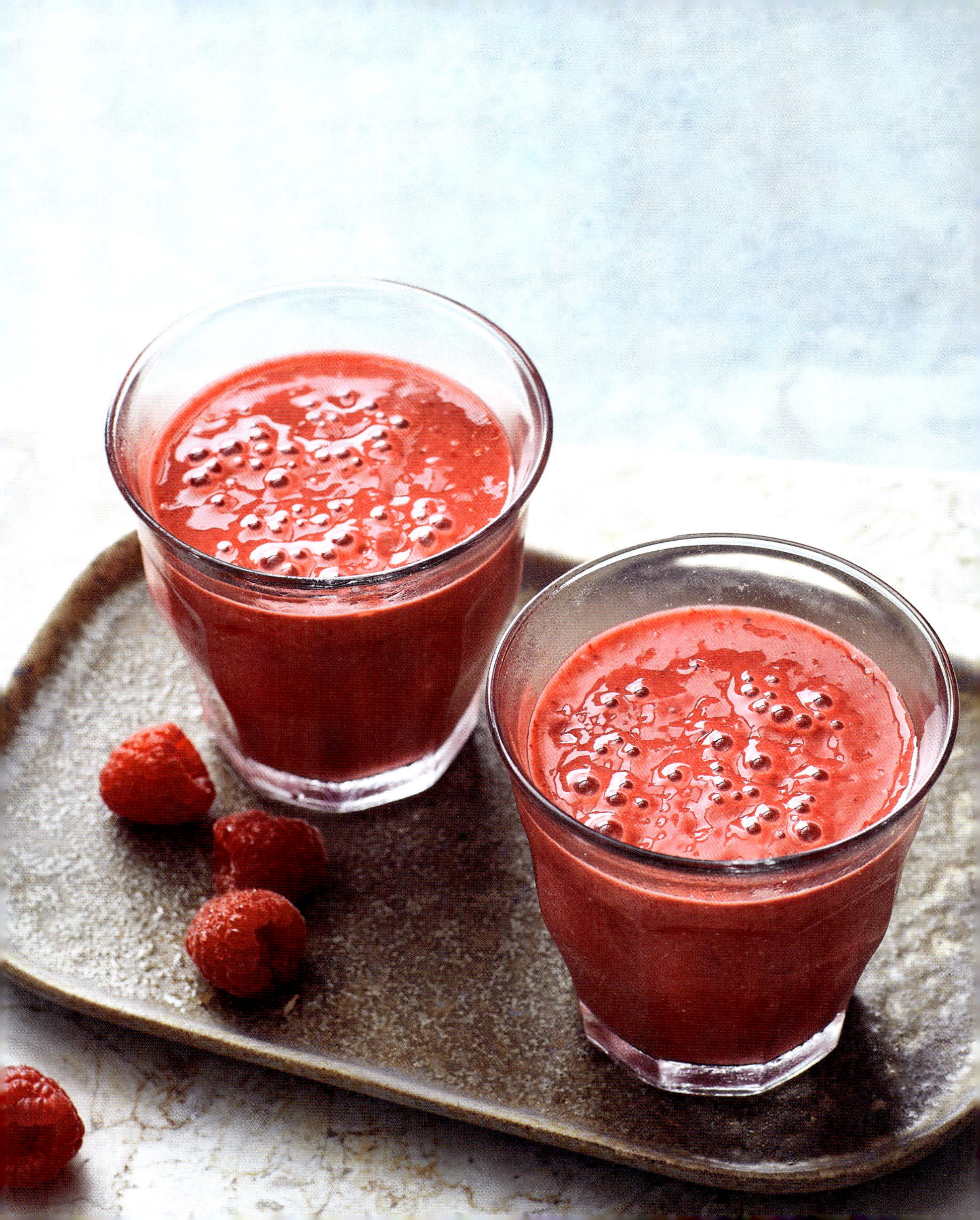

Kürbisporridge

Für 2 Portionen

Zubereitung: 15 Min.
+ 15 Min. Kochen

Nährwert pro Portion: ca. 443 kcal
21 g EW | 13 g F | 61 g KH

½ kleiner Hokkaidokürbis (ca. 200 g)
1 Orange
½ kleiner Granatapfel
100 ml ungesüßter Sojadrink
60 g zarte Haferflocken
1 TL Zimtpulver
30 g Haselnusskerne
200 g Skyr
1 TL Ahornsirup

1. Kürbis von Kernen befreien und grob würfeln. Mit wenig Wasser in einem Topf etwa 15 Min. sanft weich garen, danach vom Herd nehmen und mit einem Stabmixer dickflüssig pürieren.
2. Inzwischen die Orange pellen und in Segmente zerteilen, diese längs vierteln (oder filetieren).
3. In einer großen Schale mit Wasser die Kerne aus dem Granatapfel lösen (unter Wasser).
4. Sojadrink in einem Topf erhitzen, Haferflocken einrühren, kurz aufkochen lassen, Zimt unterrühren und bei geschlossenem Deckel und ohne Hitze ziehen lassen.
5. Die Haselnusskerne grob hacken, ca. 5 Min. in einer beschichteten Pfanne anrösten.
6. Kürbispüree unter Porridge rühren, auf zwei Schalen verteilen. Skyr, Orangenspalten und Granatapfelkerne darauf anrichten, mit Nusskernen und Ahornsirup garnieren, warm servieren.

SCHNELL · VEGETARISCH

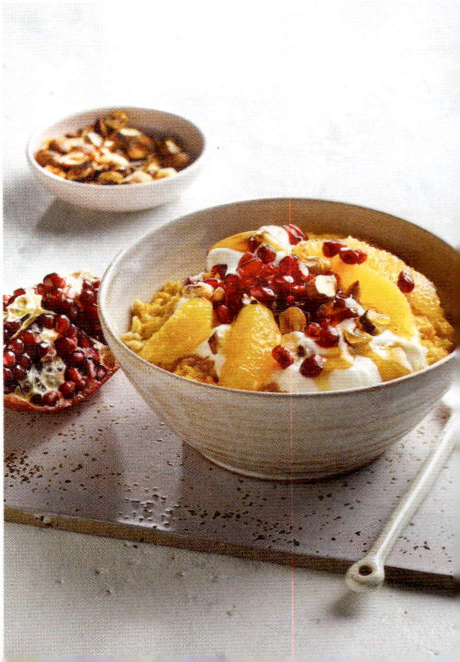

Schon gewusst?

Die weißen Trennwände der Orange liefern unserem Organismus Ballaststoffe, deshalb dürfen sie hier auch gern dranbleiben.

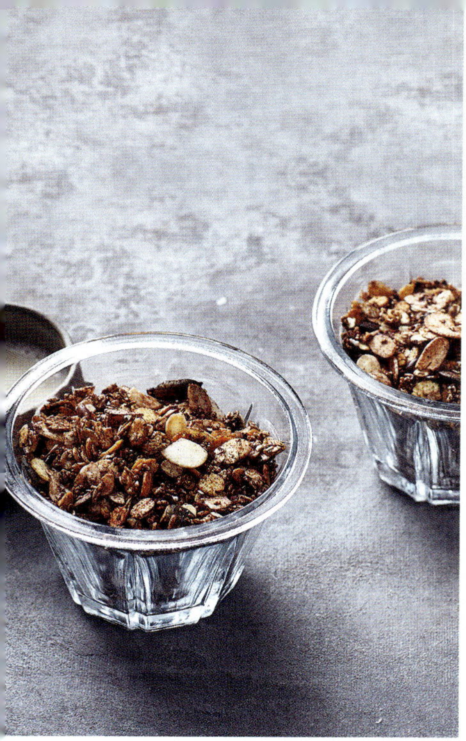

Protein-Müsli mit Kakao-Nibs

Für 6 Portionen
Zubereitung: 5 Min.
+ 20 Min. Backen

Nährwert pro Portion: ca. 455 kcal
17 g EW | 29 g F | 30 g KH

75 g grobe Haferflocken
75 g Quinoaflocken
75 g Sojaflocken (s. Tipp)
50 g gepuffter Amarant
75 g Kürbiskerne
100 g Mandelblättchen
3 EL Kakaopulver (ungesüßt)
2 EL Ahornsirup
2 EL Rapsöl
1 Prise Salz
50 g Kakao-Nibs

1. Den Backofen auf 160° vorheizen. Ein Backblech mit Backpapier auslegen. Alle Zutaten – bis auf die Kakao-Nibs – in einer großen Rührschüssel gründlich mischen, dann auf dem Blech gleichmäßig verteilen. Das Müsli im Ofen ca. 20 Min. knusprig backen, dabei nach 10 Min. durchwenden.

2. Danach das Müsli aus dem Ofen nehmen und vollständig abkühlen lassen, anschließend die Kakao-Nibs untermischen. Dazu passt ungesüßter Pflanzendrink. In einem Glas luftdicht aufbewahrt hält sich das Protein-Müsli ca. 1 Monat.

SCHNELL VEGETARISCH

Schon gewusst?

Sojaflocken liefern uns schon mit dem Frühstück reichlich Pflanzenprotein: Sie enthalten ca. 40 kcal Eiweiß pro 100 g. Mit diesem Müsli starten Sie gut in den Tag, bleiben lange satt und sorgen für einen ausgeglichenen Blutzuckerspiegel.

Ricotta-Spinat-Omelett

Für 2 Portionen
Zubereitung: ca. 15 Min.

Nährwert pro Portion: ca. 300 kcal
18 g EW | 23 g F | 3 g KH

4 Bio-Eier (Größe M)
Prise Salz
Prise Pfeffer
80 g TK-Blattspinat
100 g Ricotta (42 % Fett i. Tr.)
2 TL Rapsöl
TK-Schnittlauchröllchen
(nach Belieben)

SCHNELL VEGETARISCH

1. Die Eier in einer Schüssel verquirlen, salzen und pfeffern.

2. Den Spinat auftauen lassen, mit den Händen ausdrücken und in einem Sieb abtropfen lassen. Dann grob auseinanderzupfen. Deb Spinat in einer Schüssel mit dem Ricotta vermischen. Von dieser Mischung 2 EL beiseitestellen und den Rest mit den Eiern verrühren.

3. Das Öl in einer Pfanne erhitzen. Die Eier-Ricotta-Masse darin etwa 10 Min. stocken lassen.

4. Vor dem Servieren die restliche Ricotta-Spinat-Masse als Nocke in die Mitte des Omeletts setzen. Das Omelett auf einen Teller gleiten lassen und für 2 Personen teilen. Mit Schnittlauch garnieren, falls verwendet.

Schon gewusst?

Hühnereier haben eine sogenannte biologische Wertigkeit von 100, sie gelten als Referenzwert für tierisches Eiweiß. Damit sind sie die perfekten Sattmacher, in Maßen genossen!

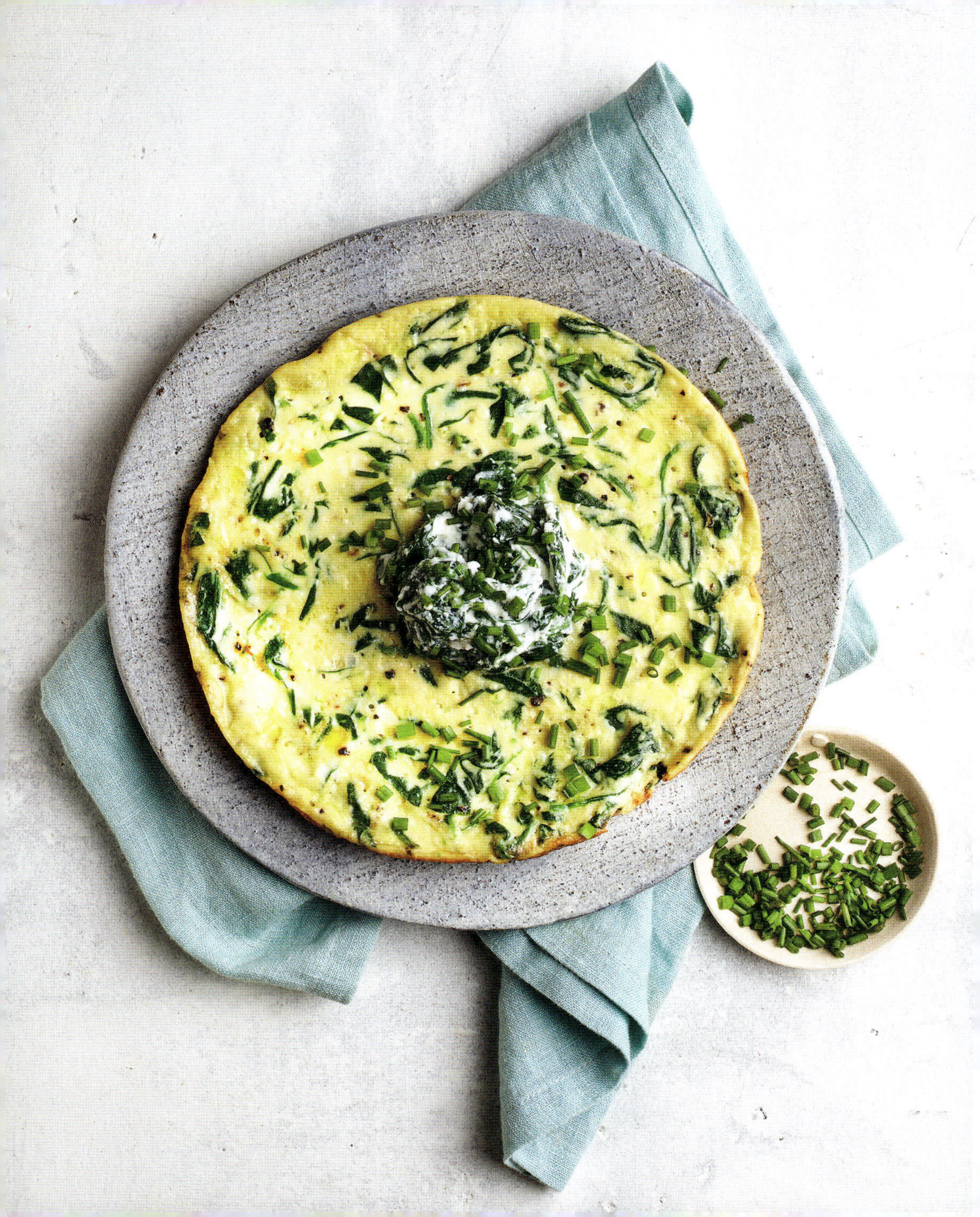

Buttermilchbrot mit Magerquark

Für 1 Laib (25 Scheiben)
Zubereitung: 25 Min.
+ 1 Std. Gehen/45 Min. Backen

Nährwert pro Scheibe: ca. 95 kcal
6 g EW | 1 g F | 13 g KH

200 g Haferkleie
280 g Dinkelmehl (Type 1050)
100 g Mandelmehl (teilentölt)
42 g frische Hefe (1 Würfel)
1 TL Agavendicksaft
350 ml lauwarme Buttermilch
125 g Magerquark (0,2 % Fett)
1 TL Salz

VEGETARISCH

1. Haferkleie, 200 g Dinkel- und Mandelmehl in einer Rührschüssel mischen. In die Mitte eine Mulde drücken, die Hefe hineinbröckeln. Agavendicksaft und etwas lauwarme Buttermilch unterkneten. Dabei nach und nach bis zu 80 g Dinkelmehl einarbeiten, sodass der Teig nicht mehr an den Fingern haftet. Zugedeckt an einem warmen Ort ca. 15 Min. gehen lassen.

2. Anschließend restliche Buttermilch, Quark und Salz hinzufügen. Teig glatt verkneten und zugedeckt ca. 45 Min. gehen lassen. Inzwischen den Backofen auf 220° vorheizen. Ein Backblech mit Backpapier auslegen.

3. Den Teig erneut durchkneten, auf dem Blech zum Laib formen. Mit Wasser bestreichen und 30–45 Min. im Ofen backen. Herausnehmen, vor dem Aufschneiden auf einem Kuchengitter vollständig abkühlen lassen.

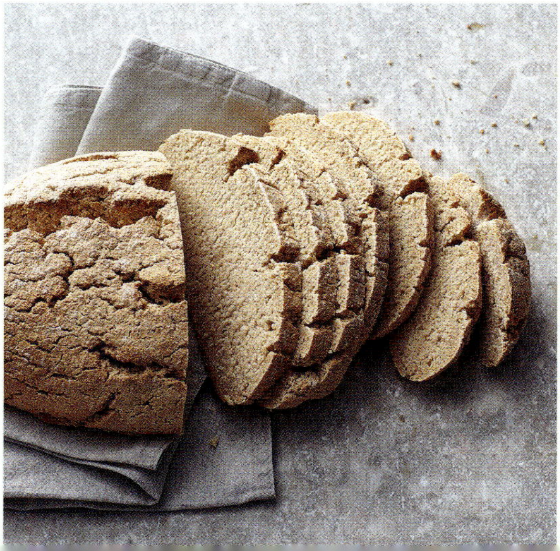

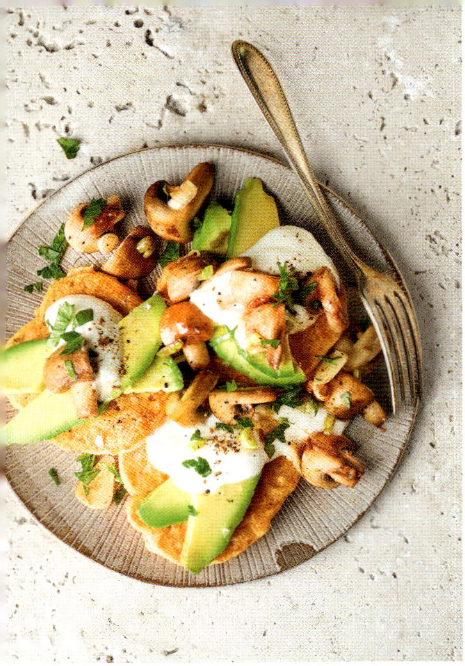

Linsen-Pancakes mit gebratenen Pilzen und Avocado

Für 2 Portionen
Zubereitung: 20 Min.
+ 2 Std. Einweichen

Nährwert pro Portion: ca. 567 kcal
21 g EW | 37 g F | 37 g KH

120 g getr. rote Linsen
50 g Vollkorndinkelmehl
Salz, Pfeffer
200 g Champignons
1 Lauchzwiebel
1 Knoblauchzehe
2 EL Olivenöl
1 TL Sojasoße
1 TL Zitronensaft
1 Avocado
100 g Soja-Joghurtalternative
2 TL Apfelessig
2 Stängel Petersilie

1. Die Linsen in kaltem Wasser mind. 2 Std. einweichen. In ein Sieb abgießen und abbrausen. In einem Mixer mit Mehl sowie 300 ml frischem Wasser glatt pürieren, salzen und pfeffern. Pilze putzen und in Stücke, Lauchzwiebeln in Ringe schneiden. Den Knoblauch schälen, in feine Scheiben schneiden.

2. In einer Pfanne 1 EL Öl erhitzen. Eine große Kelle Teig darin in 2–3 Min. zum Pancake (1 pro Person oder 2–3 kleine) ausbacken. Sobald er oben fest ist, wenden und fertig backen; den gesamten Teig so verarbeiten.

3. Inzwischen Lauchzwiebel, Knoblauch und Pilze in restlichem Olivenöl (1 EL) in einer weiteren Pfanne anbraten. Mit Sojasoße würzen.

4. Die Avocado halbieren, vom Kern befreien und in dünne Spalten schneiden und mit Zitronensaft beträufeln. Salzen und pfeffern.

5. Joghurtalternative mit Essig in einer kleinen Schüssel verrühren, mit Salz und Pfeffer abschmecken. Die Petersilienblätter abzupfen und hacken. Die Pancakes mit Avocadoscheiben belegen. Mit Pfannenmix, Petersilie und Dip (nach Belieben separat) toppen.

Zitronen-Lachs-Rillette

1. Das Lachsfilet waschen, trocken tupfen und klein schneiden. Zitronenabrieb und -saft mit Meerrettich, Kräutersalz und Pfeffer in einer Schüssel verrühren. Die Lachsstücke mit dieser Marinade überziehen und ca. 15 Min. zimmerwarm marinieren.

2. Inzwischen die Frühlingszwiebel längs vierteln, klein schneiden. Öl in einem Topf erhitzen, Frühlingszwiebel darin 3–4 Min. dünsten.

3. Den Lachs sanft ca. 5 Min. mitgaren. Vom Herd nehmen, lauwarm abkühlen lassen.

4. Den Dill unter die Lachsmischung heben und die Lachs-Rillette offen mind. 6 Std. (oder über Nacht) kühl stellen. Ein herrlicher Brotbelag (auf Buttermilchbrot von S. 74).

Für 2 Portionen
Zubereitung: 30 Min.
+ 6 Std. (über Nacht) Kühlen

Nährwert pro Portion: ca. 110 kcal
6 g EW | 9 g F | 0 g KH

80 g Lachsfilet (frisch oder TK)
Saft und Abrieb von ¼ Bio-Zitrone
½ TL geriebener Meerrettich
½ TL Kräutersalz
Pfeffer
½ Frühlingszwiebel
1 EL Rapsöl
1 TL gehackter Dill (frisch oder TK)

Schon gewusst?

Fischfans werden sich freuen: Ein Aufstrich, der ohne viel Quark, Frischkäse oder Nusskerne auskommt – dank der großen Menge an gedünstetem Lachsfilet!

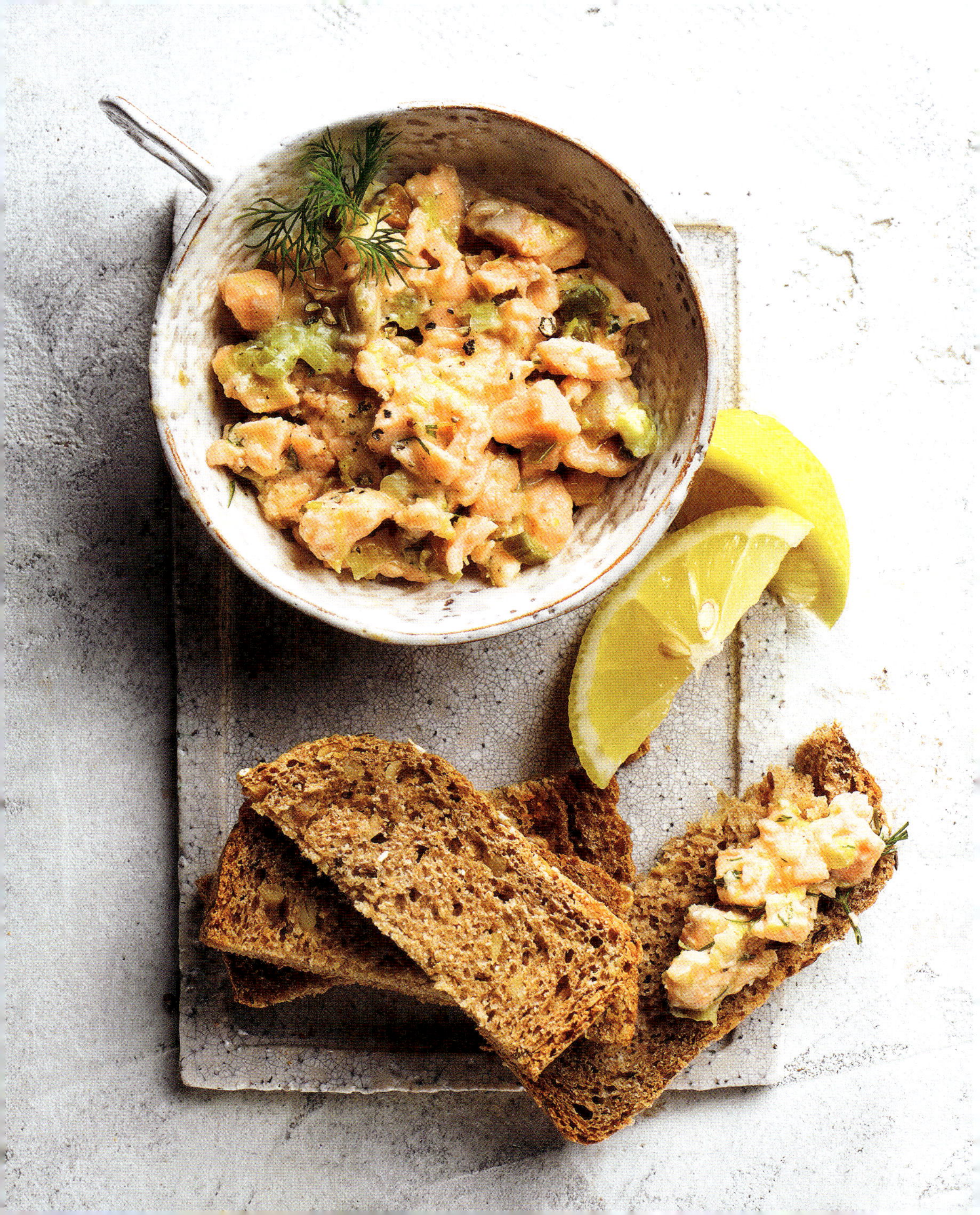

Grüner-Spargel-Salat mit Beluga-Linsen

Für 2 Portionen

Zubereitung: 30 Min.
+ 1 Std. Marinieren

Nährwert pro Portion: ca. 440 kcal
26 g EW | 18 g F | 38 g KH

500 g grüner Spargel
Salz
2 getr. Tomaten (in Öl eingelegt)
1 ½ EL Aceto balsamico
½ TL Dijonsenf
2 EL Olivenöl
120 g Beluga-Linsen
6 Kirschtomaten
2 Radieschen
¼ Bund Basilikum
40 g frisch gehobelter Parmesan

VEGETARISCH · PROTEINREICH

1. Den Spargel unten kappen und schälen. Reichlich Wasser in einem großen Topf aufkochen und salzen. Den Spargel darin 5–10 Min. bissfest garen. Herausnehmen, abtropfen und auf einem Teller abkühlen lassen.

2. Inzwischen für die Vinaigrette getrocknete Tomaten abtropfen lassen und fein würfeln. Essig, Senf und Öl in einer Schale verquirlen. Getrocknete Tomaten unterheben, alles salzen und pfeffern. Über dem Spargel verteilen und diesen ca. 1 Std. zimmerwarm marinieren.

3. Die Linsen im Sieb abbrausen und zugedeckt in einem Topf mit 240 ml Wasser aufkochen. Dann in ca. 20 Min. sanft bissfest garen. Bei Bedarf etwas Wasser angießen. Anschließend die Linsen im Sieb abtropfen lassen.

4. Inzwischen die Kirschtomaten halbieren. Die Radieschen dünn hobeln. Die Basilikumblätter abzupfen und nach Belieben hacken.

5. Den Spargel auf Teller verteilen. Tomaten, Radieschen und Linsen darauf anrichten. Alles mit Basilikum und Parmesan bestreuen.

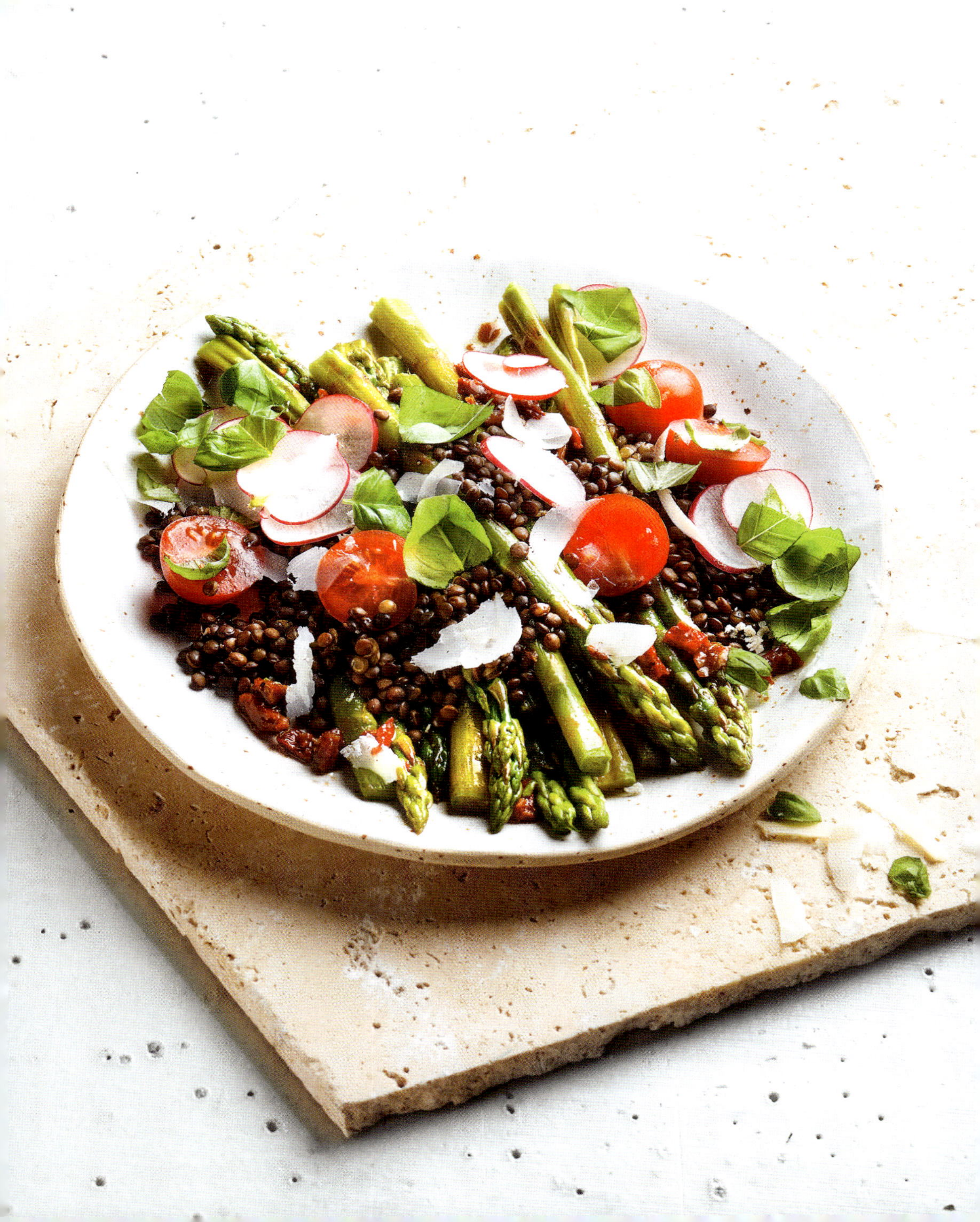

Rotkohl-Mango-Salat mit Kokostofu

Für 2 Portionen
Zubereitung: 30 Min.

Nährwert pro Portion: ca. 650 kcal
25 g EW | 45 g F | 35 g KH

300 g Tofu
4 EL Kokosraspel
3 EL Vollkorndinkelmehl
Salz, Pfeffer
1 EL natives Kokosöl
½ kleiner Kopf Rotkohl (ca. 200 g)
1 großer Kohlrabi
½ Mango
Saft von 1 Limette
2 EL geröstetes Sesamöl
1 TL Sojasoße
1 TL gemahlener Koriander
½ TL Ahornsirup
3 Stängel Minze

SCHNELL · VEGETARISCH · PROTEINREICH

1. Den Tofu grob würfeln. Die Kokosraspel mit Mehl, etwas Salz und Pfeffer auf einem flachen Teller mischen. Die Tofuwürfel darin wenden. Das Kokosöl in einer Pfanne erhitzen, die Tofuwürfel darin 10–15 Min. rundum goldbraun anbraten.

2. Inzwischen Rotkohl halbieren, Strunk entfernen. Den Kohl auf der Gemüsereibe fein hobeln. Mit Salz in einer Salatschüssel per Hand kräftig durchkneten (Einmalhandschuhe anziehen!). Kohlrabi putzen, schälen und grob raspeln, zum Rotkohl mischen. Mango schälen und ca. 3 cm groß würfeln, dann unter Kohlmix mengen.

3. Für das Dressing in einer Schale Limettensaft mit Sesamöl, Sojasoße, Koriander und Ahornsirup verquirlen. Alles mit Salz und Pfeffer abschmecken.

4. Die Minzblätter abzupfen und fein hacken. Salat mit Dressing anmachen, auf Teller verteilen. Mit Tofuwürfeln und Minze garnieren.

Schon gewusst?

Die Mango zählt zu den Obstsorten, die eher reich an Fruchtzucker sind. Kohl, Tofu, Sprossen und Kokosnuss sorgen jedoch für ein Gegengewicht, sodass der Blutzuckerspiegel nicht allzu rasant steigt.

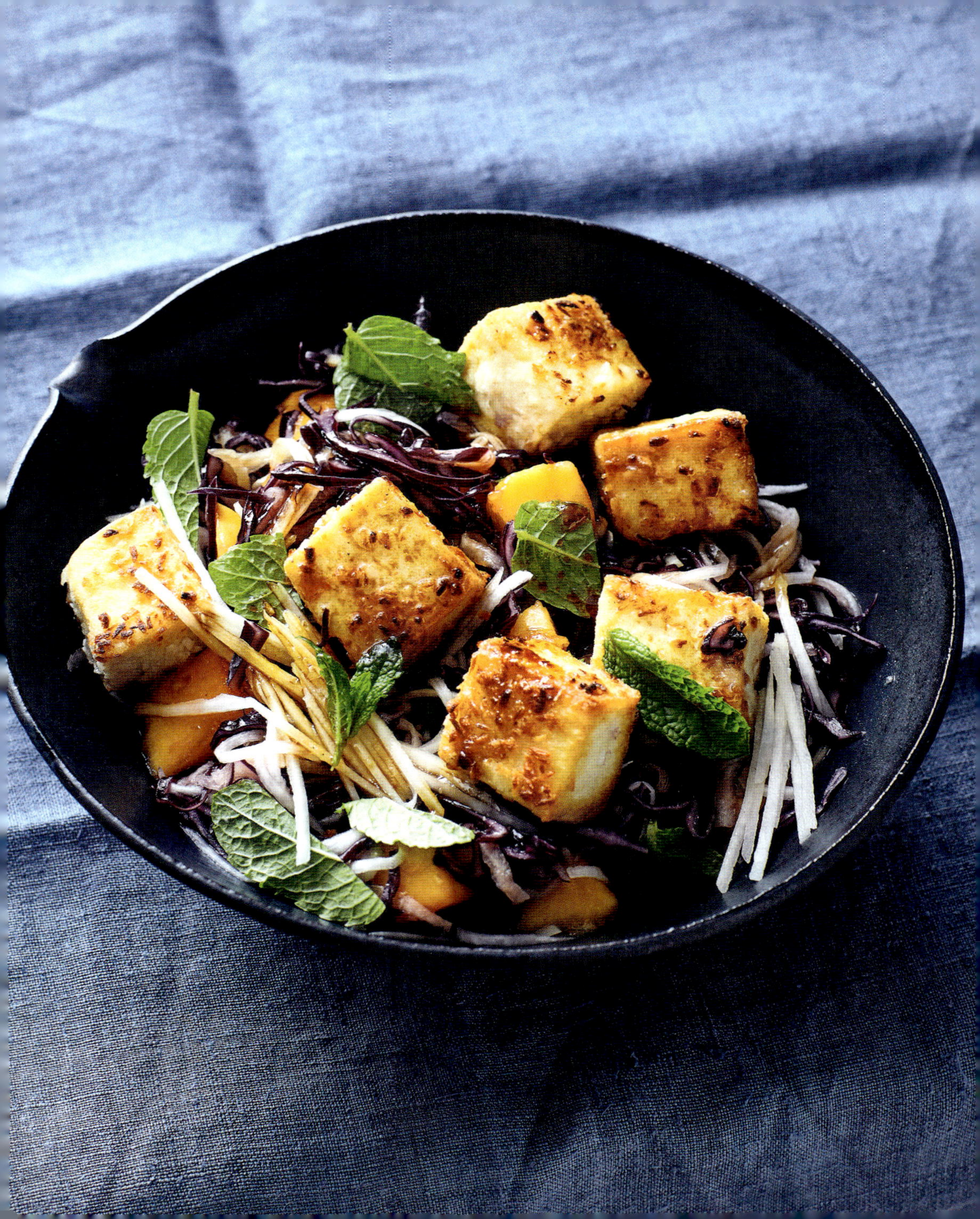

Antipasti mit Basilikumbohnen

Für 2 Portionen
Zubereitung: 15 Min. +
30 Min. Garen/10 Min. Ziehen

Nährwert pro Portion: ca. 355 kcal
13 g EW | 22 g F | 28 g KH

1 Aubergine
1 große Möhre
8 Champignons
4 EL Olivenöl
2 TL getr. Oregano
1 Knoblauchzehe
2 Zweige Rosmarin
Salz, Pfeffer
300 g weiße Bohnen (aus der Dose)
4–5 Stängel Basilikum
Saft und Abrieb von ½ Bio-Zitrone

1. Den Backofen auf 175° vorheizen. Aubergine und Möhre in ca. 1 cm dicke Scheiben schneiden. Die Pilze putzen und vierteln.

2. In einer großen Schüssel 3 EL Öl mit Oregano verrühren. Den Knoblauch schälen und dazupressen. Die Rosmarinnadeln sehr fein hacken. Mit Salz und Pfeffer zum Würzöl geben, das Gemüse untermischen. Alles auf einem Backblech verteilen und im Ofen ca. 30 Min. garen, nach 15 Min. durchwenden. Das Gemüse im ausgeschalteten Ofen noch ca. 10 Min. ziehen lassen.

3. Inzwischen die Bohnen im Sieb abbrausen und abtropfen lassen, dann mit dem restlichen Öl (1 EL) mischen. Die Basilikumblätter grob hacken. Zitronenabrieb, -saft und Basilikum mit den Bohnen mischen. Das Gemüse aus dem Ofen nehmen und in einer flachen Schale abkühlen lassen. Zum Servieren auf Teller verteilen und die Basilikumbohnen dazu reichen.

SCHNELL VEGETARISCH

Schon gewusst?

Ideal zum Vorbereiten – abgedeckt halten sich die Gemüse-Antipasti mehrere Tage im Kühlschrank. Die Bohnen erst kurz vor dem Servieren anmachen.

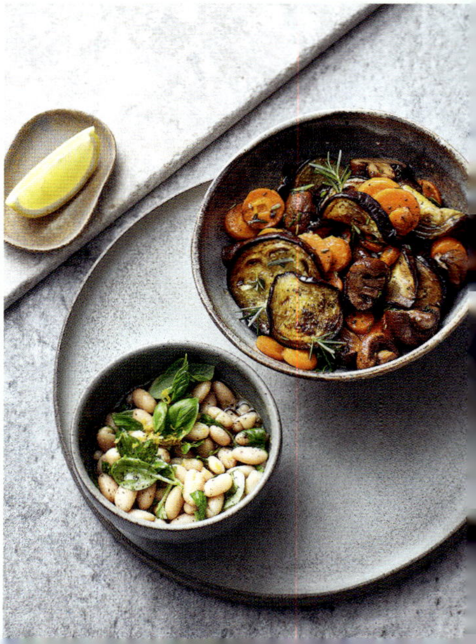

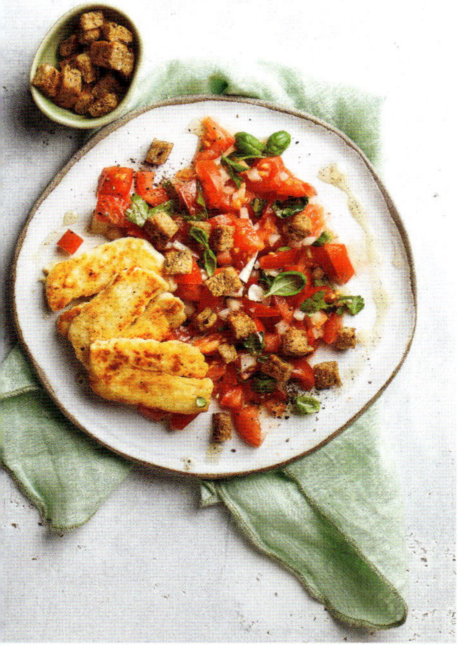

Tomatensalat mit Halloumi

Für 2 Portionen
Zubereitung: ca. 20 Min.

Nährwert pro Portion: ca. 588 kcal
28 g EW | 42 g F | 26 g KH

400 g Tomaten
2 Zwiebeln
10 g Basilikum
10 g Petersilie
3 EL Olivenöl
200 g Halloumi
1 Vollkorntoastbrötchen
1 TL getr. Kräuter der Provence

SCHNELL · VEGETARISCH · PROTEINREICH

1. Die Tomaten vom Stielansatz befreien und klein würfeln. Zwiebeln schälen, ebenso wie Basilikum- und Petersilienblätter klein hacken. Für das Dressing 1 EL Olivenöl, Essig mit etwas Salz und Pfeffer in einer Schale verquirlen.

2. Halloumi in Scheiben schneiden und in einer Pfanne mit 1 EL Öl rundum goldbraun braten, dann herausnehmen.

3. Inzwischen das Toastbrot klein würfeln. In einer weiteren Pfanne mit restlichem Öl (1 EL) diese Croûtons braten. Mit Kräutern der Provence und nach Belieben Salz verfeinern.

4. Tomaten, Zwiebeln und Basilikum mit dem Dressing vermengen, jeweils auf einer Tellerseite anrichten. Die Croûtons darüberstreuen. Mit den Halloumischeiben daneben servieren.

Brokkolibratlinge mit Schnittlauchquark

1. Den Brokkoli in Röschen teilen (Strunk anderweitig verwenden) und in einem Topf mit Dämpfeinsatz ca. 5 Min. über Wasserdampf garen. Anschließend im Sieb kalt abschrecken und abtropfen lassen. Dann in einem hohen Mixbecher mit dem Stabmixer pürieren.

2. In einer Rührschüssel Brokkoli-Mix, Eier, Mandelmehl, Kräuter, 1 Prise Salz und Pfeffer mischen. Aus der Masse per Hand 12 Bratlinge formen und leicht platt drücken. Öl in einer Pfanne erhitzen und Bratlinge darin auf jeder Seite in 3–4 Min. knusprig braten. Herausnehmen, auf Küchenpapier entfetten.

3. Quark und Schnittlauch mischen, mit Salz und Pfeffer verfeinern. Für eine sämigere Konsistenz noch etwas Mineralwasser unterrühren. Zum Servieren die Bratlinge auf Teller setzen. Den Quarkdip dazu reichen.

Für 2 Portionen

Zubereitung: 30 Min.

Nährwert pro Portion: ca. 415 kcal
36 g EW | 24 g F | 11 g KH

1 Kopf Brokkoli (ersatzweise Romanesco)
2 Bio-Eier (Größe M)
50 g Mandelmehl (teilentölt)
1 EL ital. Kräuter (getr. oder TK)
Salz, Pfeffer
2 EL Rapsöl
150 g Halbfettquark (20 % Fett)
3 EL Schnittlauchröllchen
2–3 EL Mineralwasser (mit Kohlensäure, nach Belieben; ersatzweise Joghurt, 3,5 % Fett)

SCHNELL · VEGETARISCH · PROTEINREICH

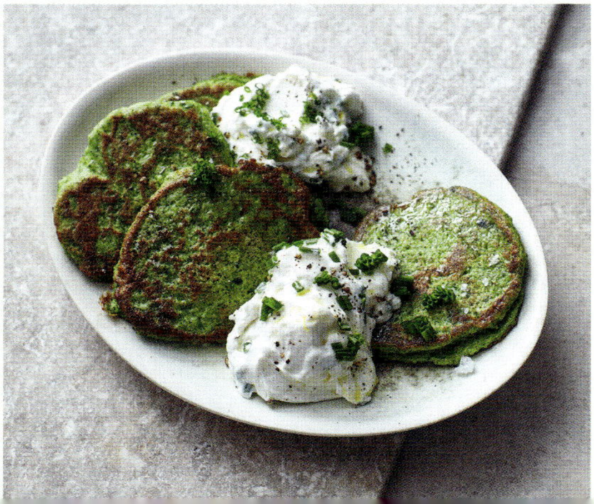

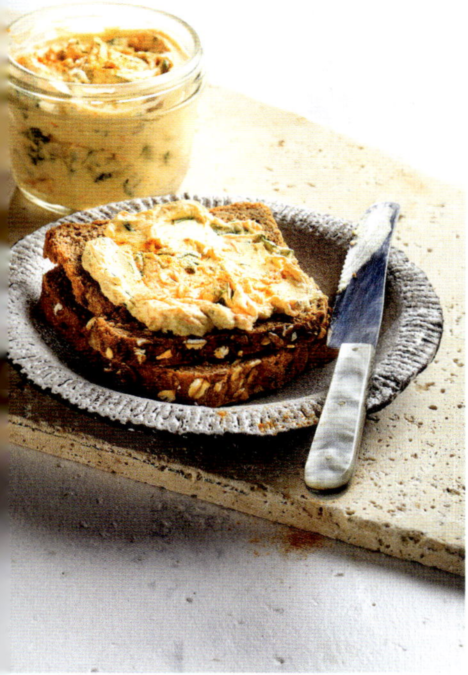

Curry-Ingwer-Aufstrich

1. Frischkäse, Currypulver und Milch in einer Schale gründlich verrühren. Die Möhre schälen und fein raspeln. Den Ingwer schälen und möglichst fein reiben. Die Korianderblätter abzupfen und fein hacken.

2. Möhre, Ingwer und Koriander unter die Frischkäsemischung rühren. Den Aufstrich mit Salz, Pfeffer, Zitronensaft und Honig abschmecken.

3. Dann in ein sauberes Schraubglas füllen. Im Kühlschrank hält sich der Aufstrich 2–3 Tage.

SCHNELL · VEGETARISCH

Für 2 Portionen

Zubereitung: 15 Min.

Nährwert pro Portion: ca. 200 kcal
8 g EW | 14 g F | 9 g KH

200 g Frischkäse (45 % Fett)
2 TL Currypulver
2 EL Milch (1,5 % Fett)
1 kleine Möhre
1 Stück Ingwer (2 cm lang)
⅓ Bund Koriandergrün
Salz, Pfeffer
1 Spritzer Zitronensaft
1 TL flüssiger Honig

Schon gewusst?

Für mehr Biss nach Belieben noch 1–2 EL Sonnenblumenkerne unter den Aufstrich mischen.

Gegrillter Chicorée mit Bohnen-Feta-Salat

Für 2 Portionen
Zubereitung: 20 Min.

Nährwert pro Portion: ca. 380 kcal
16 g EW | 23 g F | 20 g KH

4 kleine Köpfe Chicorée
3 EL Olivenöl
Meersalz
200 g Borlotti-Bohnen (ersatzweise weiße Bohnen aus dem Glas)
1 rote Paprikaschote
1 Schalotte
75 g Schafskäse (z. B. Feta)
3 EL gehackte Petersilie
1 EL Aceto balsamico bianco
½ TL flüssiger Honig
Salz, Pfeffer
1 EL Zitronensaft

1. Chicorées halbieren, Strunk jeweils entfernen. Die Hälften mit 1½ EL Öl bestreichen und mit Meersalz bestreuen. Auf dem Grill oder in einer Grillpfanne auf jeder Seite 5–6 Min. rösten.

2. Inzwischen die Bohnen im Sieb abbrausen und abtropfen lassen. Die Paprikaschote halbieren, dann von Trennwänden und Kernen befreien. Anschließend klein würfeln. Die Schalotte schälen, vierteln und in feine Streifen schneiden. Bohnen, Paprika und Schalotte in einer Salatschüssel mischen. Den Feta grob zerbröseln und samt Petersilie hinzufügen.

3. Für das Dressing restliches Öl (1½ EL) mit Essig und Honig in einer Schale verquirlen, mit Salz und Pfeffer abschmecken. Den Salat damit anmachen. Dann auf Teller verteilen und den Chicorée daraufsetzen, mit Zitronensaft beträufeln.

SCHNELL · VEGETARISCH

Schon gewusst?

Chicorée enthält reichlich Bitterstoffe. Sie sind in unserer heutigen Nahrung kaum noch enthalten, da häufig zusätzlich weggezüchtet. Sie haben jedoch einen gesundheitsfördernden Effekt auf unsere Verdauung, wirken antibakteriell und entzündungshemmend. Also eine Bitte: häufiger bitter!

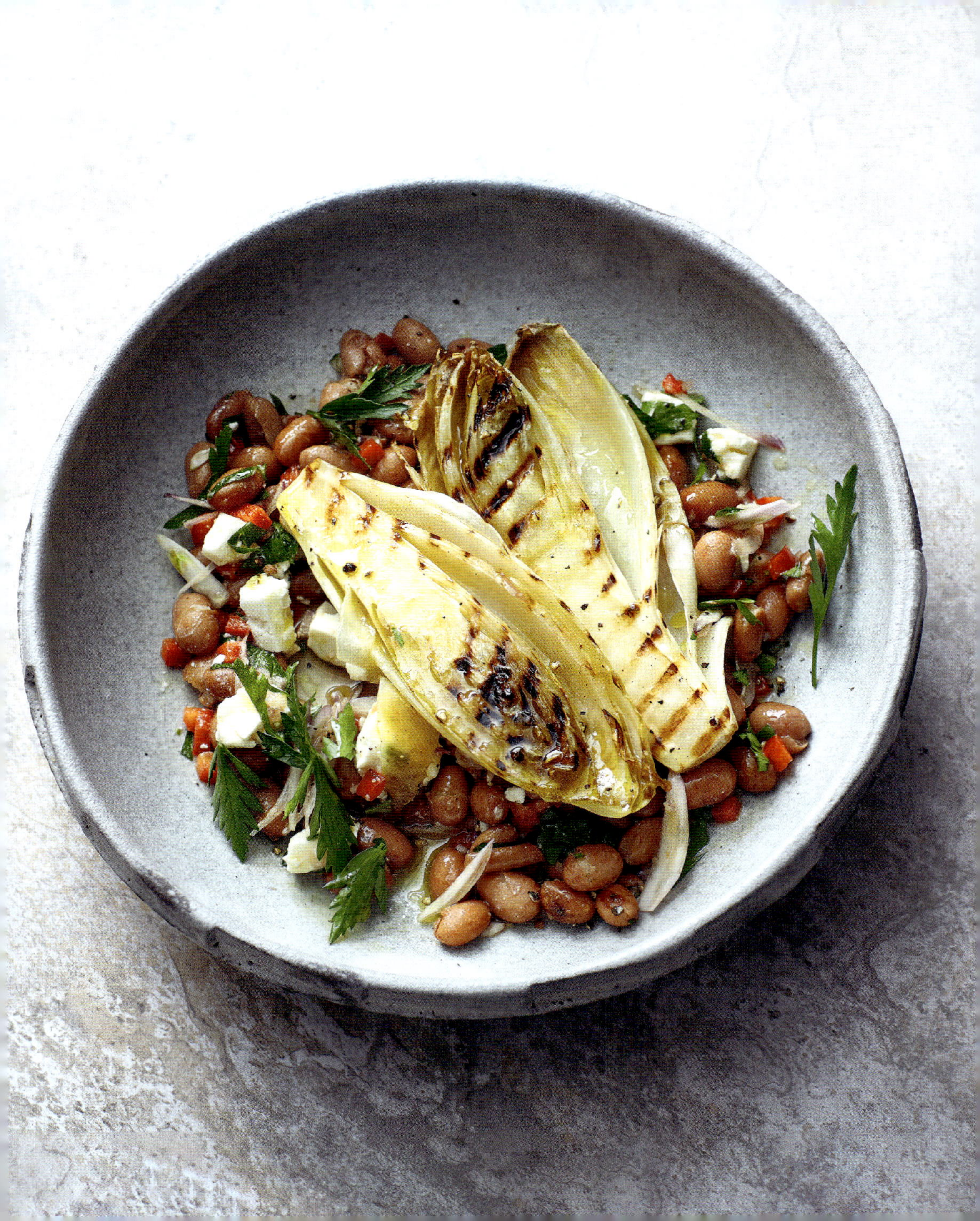

Vollkorntoast mit Wacholderschinken und Kräuterseitlingen

1. Ricotta und Frischkäse in einer kleinen Schüssel glatt mit den Kräutern vermengen, diese Creme mit Salz und Pfeffer abschmecken. Den Parmesan grob hobeln. Radieschensprossen, falls verwendet, waschen und trocken schütteln.

2. Die Kräuterseitlinge putzen und klein würfeln. Die Schalotte schälen, fein würfeln. Pilze in einer Pfanne mit Olivenöl und Butter ca. 5 Min. unter Wenden anbraten. Die Schalotte nach ca. 3 Min. hinzufügen. Dann alles herausnehmen und beiseitestellen.

3. Inzwischen Brotscheiben toasten, mit Kräutercreme bestreichen und mit Wacholderschinkenscheiben belegen.

4. Pilzmischung erwärmen, auf mit dem Wacholderschinken belegten Toasts anrichten. Je 1 Vollkorntoast pro Teller anrichten und mit Parmesanspänen sowie Sprossen, falls verwendet, garnieren.

Für 2 Portionen
Zubereitung: 15 Min.

Nährwert pro Portion: ca. 441 kcal
15 g EW | 17 g F | 15 g KH

30 g Ricotta (42 % Fett i. Tr.)
30 g Frischkäse (15 % Fett)
2 EL Kerbelblätter
(ersatzweise glatte Petersilie)
2 EL gehackte Kresse
Salz, Pfeffer
10 g Parmesan
1 EL Radieschensprossen
(nach Belieben)
100 g Käuterseitlinge
1 Schalotte
1 TL Olivenöl
1 TL Butter
2 Scheiben Vollkorntoast
2 dünne Scheiben Wacholderschinken, alternativ Rinderbraten

SCHNELL

Schon gewusst?

Radieschensprossen lassen sich ganz mühelos auf der Fensterbank selbst ziehen. Ihre enthaltenen Pflanzenstoffe wirken entzündungshemmend und antibiotisch.

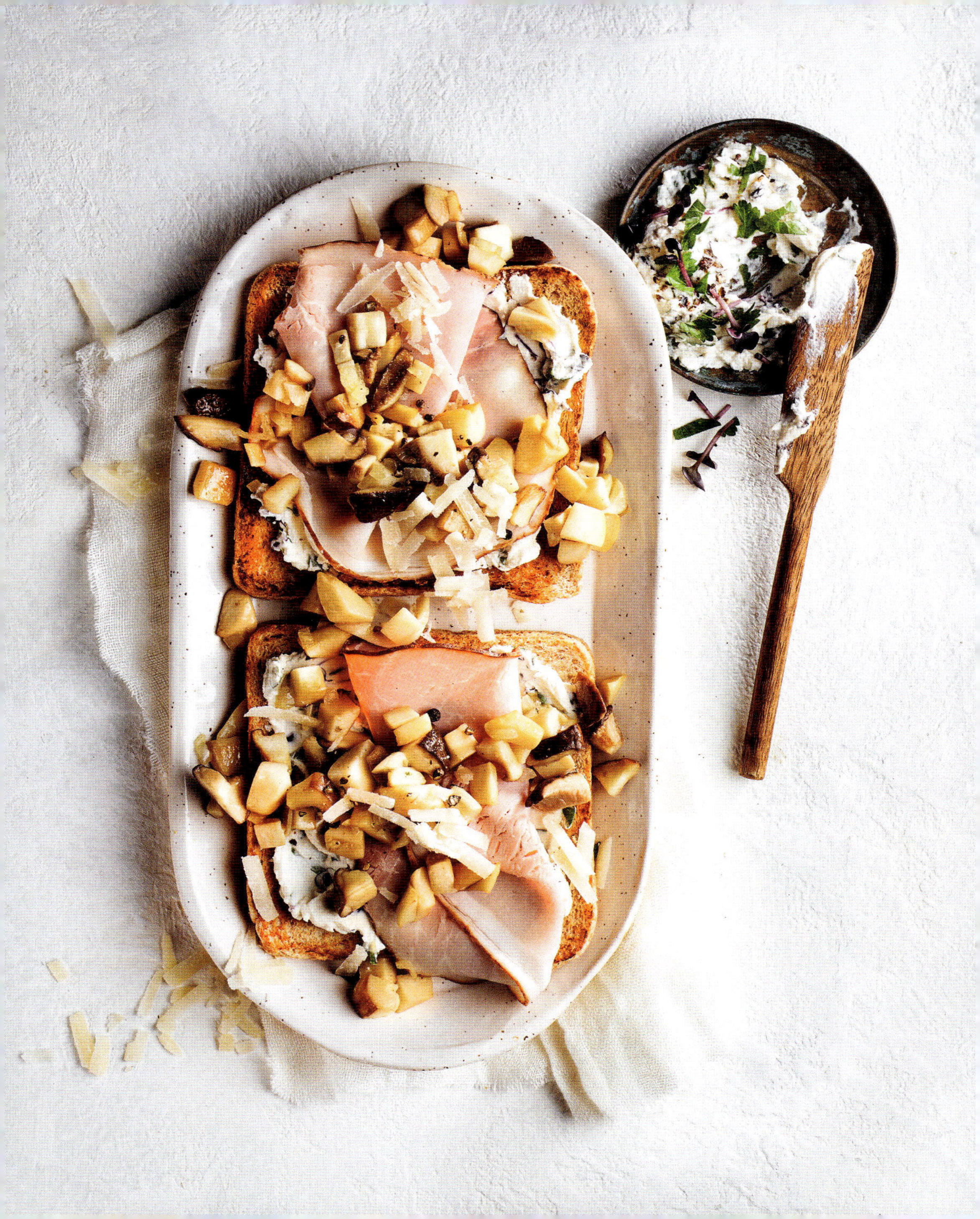

Linsensalat mit Hähnchen und Pilzen

Für 2 Portionen
Zubereitung: 25 Min.

Nährwert pro Portion: ca. 525 kcal
44 g EW | 24 g F | 33 g KH

100 g getr. rote Linsen
2 Hähnchenbrustfilets (à ca. 125 g)
Salz, Pfeffer
1 EL Rapsöl
2 Frühlingszwiebeln
½ Möhre
170 g Champignons
2 EL Zitronenessig
2 EL Hanföl
1 TL Honig
1 TL mittelscharfer Senf

1. Die Linsen im Sieb abbrausen. In einem Topf bedeckt mit Wasser in ca. 10 Min. weich garen. In ein Sieb abgießen, kalt abschrecken und gut abtropfen lassen.

2. Inzwischen das Fleisch waschen, trocken tupfen und in dünne Streifen schneiden. Diese salzen und pfeffern. In einer Pfanne mit Rapsöl rundum ca. 5 Min. durchbraten, beiseitestellen. Die Frühlingszwiebeln putzen, in dünne Ringe schneiden. Die Möhre schälen und grob raspeln. Die Pilze putzen und dann in dünne Scheiben schneiden.

3. Für das Dressing Essig mit Hanföl, Honig und Senf in einer Schale verquirlen. Mit Salz und Pfeffer abschmecken.

4. Das Gemüse damit anmachen. Die Linsen unterheben, erneut abschmecken und alles auf Teller verteilen. Das Fleisch daraufsetzen.

Schon gewusst?

Rote Tellerlinsen garen fast so schnell wie Nudeln – warum also immer zur Pasta-Packung greifen? Einen Unterschied (von vielen) gibt es aber zusätzlich: Damit die Linsen besser garen, sollte man sie nie beim Kochen salzen. Hinterher können sie nach Lust und Laune abgeschmeckt werden!

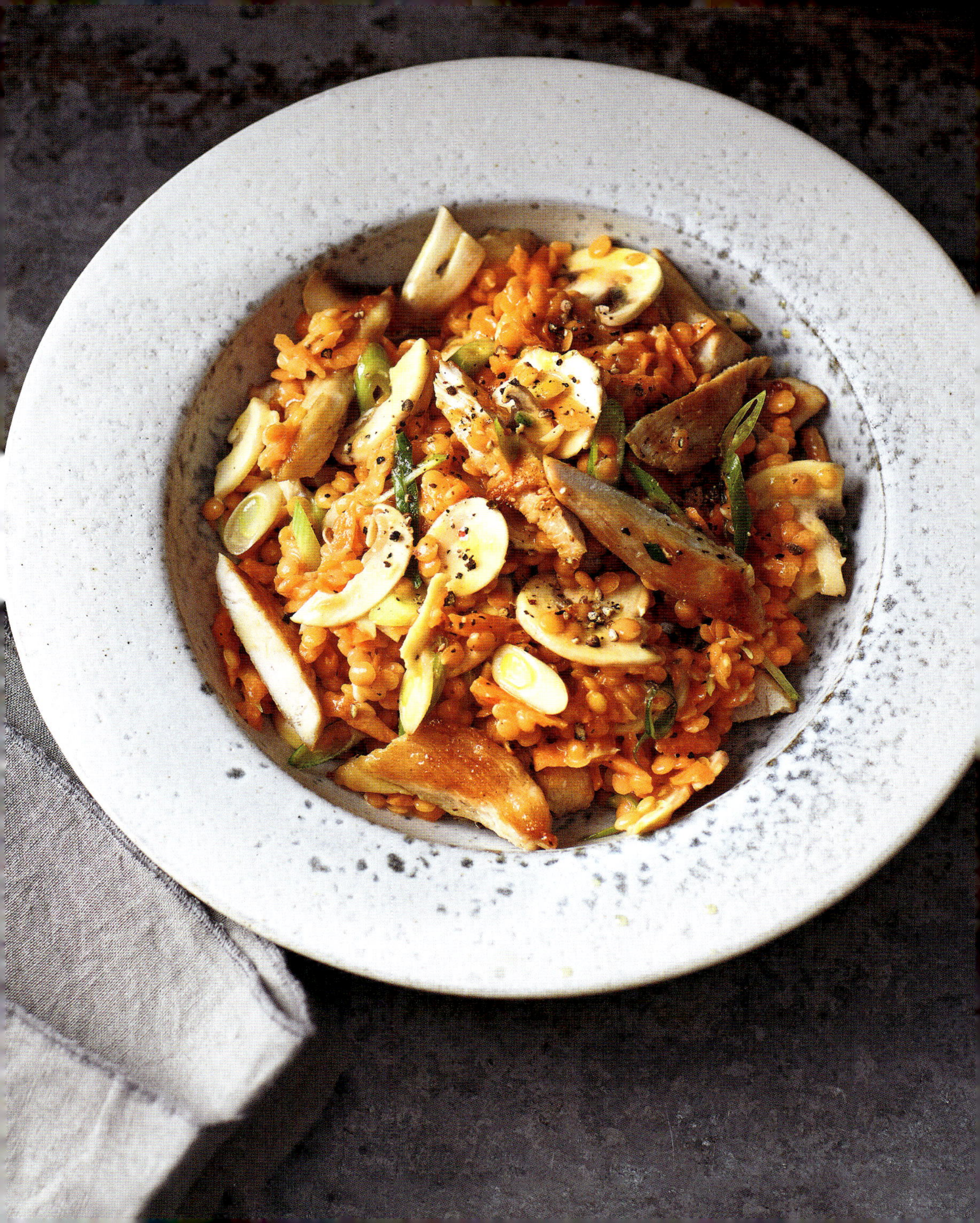

Proteinreiche Salat-Bowl mit Makrele

1. Die Edamame im Sieb auftauen lassen, kalt abbrausen und abtropfen lassen. Den Feldsalat waschen und trocken schleudern. Die Radieschen dünn hobeln. Die Avocado halbieren, vom Kern befreien und Fruchtfleisch auslösen, dieses in Streifen schneiden. Die Tomaten halbieren. Die Makrele ca. 1 cm groß würfeln. Den Mais im Sieb abbrausen und abtropfen lassen.

2. Für das Dressing Öl, Limettensaft, Salz und Pfeffer in einer Schale verquirlen. Knoblauch schälen, pressen und unterrühren.

3. Salat auf Bowls verteilen. Radieschen, Avocado, Tomaten, Makrele und Edamame darauf anrichten. Mit Dressing beträufeln, Mais darüber verstreuen. Korianderblätter abzupfen, grob hacken und die Bowls damit garnieren.

Für 2 Portionen
Zubereitung: 15 Min.
+ Auftauen

Nährwert pro Portion: ca. 520 kcal
26 g EW | 41 g F | 11 g KH

40 g TK-Edamame (ersatzweise Kichererbsen aus dem Glas)
90 g Feldsalat
80 g Radieschen
1 Avocado
100 g Kirschtomaten
200 g geräucherte Makrele (ersatzweise geräucherte Forelle)
2 EL Mais (aus der Dose)
1 EL geröstetes Sesamöl
2 EL Limettensaft
Salz, Pfeffer
1 Knoblauchzehe
2 Stängel Koriandergrün (ersatzweise Petersilie)

Schon gewusst?

Solche Bowls lassen sich gut vorbereiten und mitnehmen. Sie können statt Mais auch eiweißreiche Nüsse oder Kerne darüberstreuen.

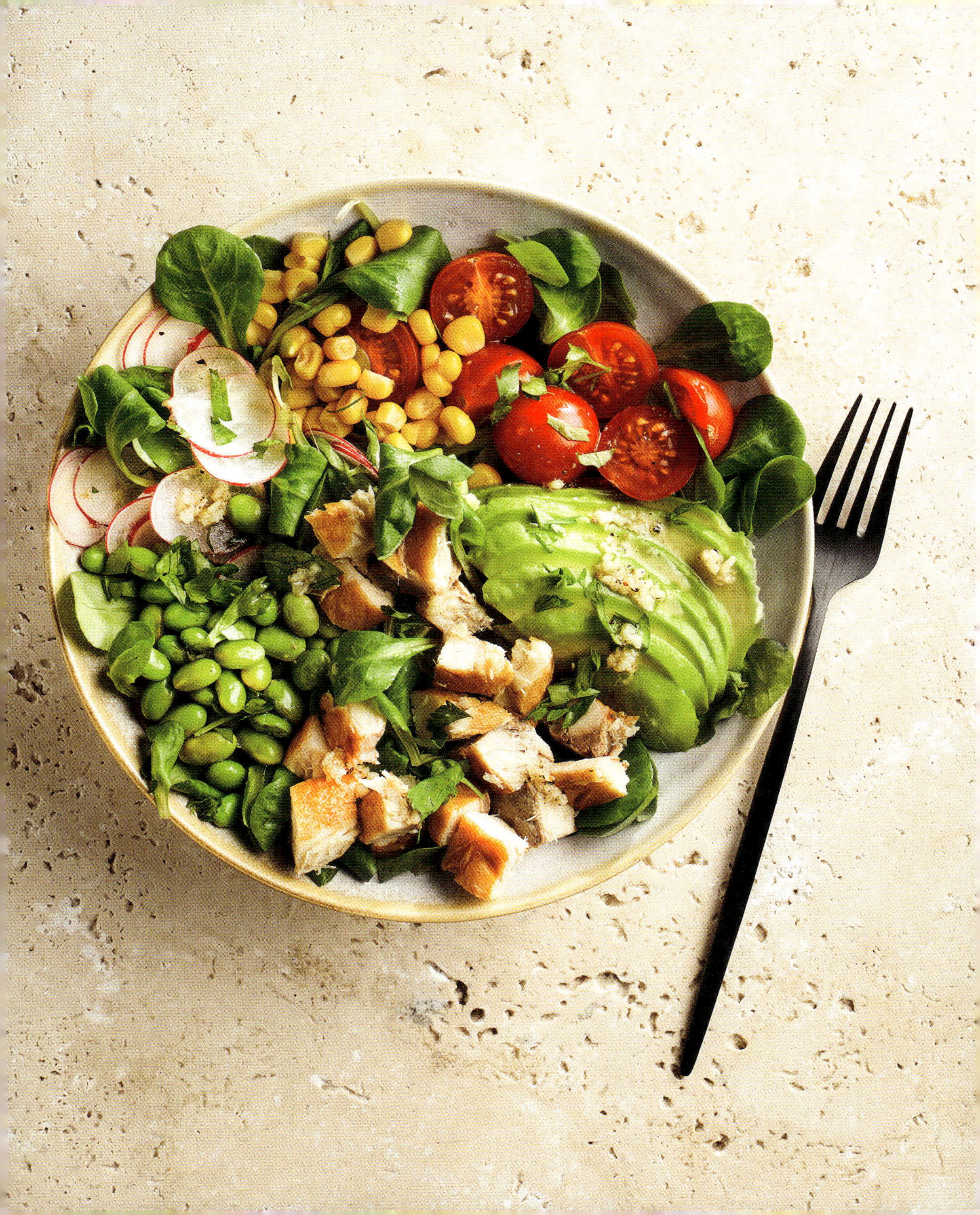

Gemüsesalat mit Stremellachs

Für 2 Portionen
Zubereitung: 15 Min.

Nährwert pro Portion: ca. 435 kcal
29 g EW | 30 g F | 10 g KH

1 gelbe Paprikaschote
2 Tomaten
½ Salatgurke
1 Frühlingszwiebel
120 g körniger Frischkäse (20 % Fett i. Tr.)
125 g Stremellachs (mit Haut)
2 EL Olivenöl
1 EL Apfelessig (ersatzweise Aceto balsamico bianco)
½ TL Chiliflocken
2 TL Schnittlauchröllchen (frisch oder TK)
Salz, Pfeffer
2 EL Pinienkerne

1. Die Paprikaschote halbieren, von Trennwänden und Kernen befreien, klein würfeln. Tomaten klein würfeln, dabei Stielansätze entfernen. Die Gurke ebenfalls klein würfeln. Die Frühlingszwiebel putzen und in dünne Ringe schneiden.

2. Gemüse mit körnigem Frischkäse in einer Schüssel verrühren. Stremellachs von der Haut befreien, grob zerzupfen und vorsichtig unter Gemüsemix heben.

3. Für das Dressing Öl, Essig, Chili, Schnittlauch, Salz und Pfeffer in einer Schale verquirlen. Die Pinienkerne in einer beschichteten Pfanne ohne Fett ca. 5 Min. leicht rösten, herausnehmen und abkühlen lassen.

4. Dressing unter Salatmix heben, alles auf Teller verteilen. Mit den Pinienkernen bestreuen.

Schon gewusst?

Fisch ist proteinreich und in der naturbelassenen Variante so gut wie frei von Kohlenhydraten. Wer Fisch isst, bleibt somit lange satt, ohne den Blutzuckerspiegel zu beeinflussen.

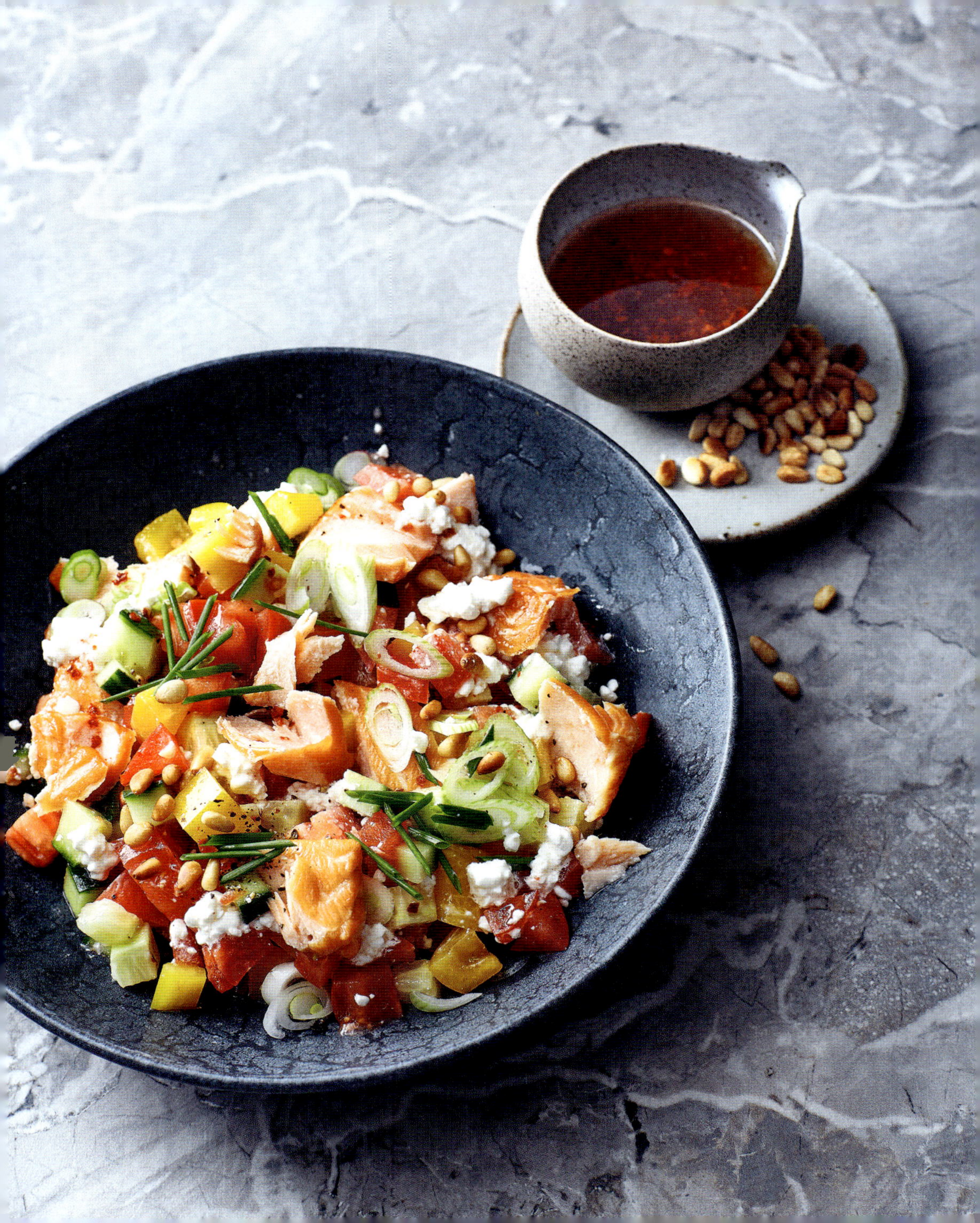

Auberginen-Zucchini-Röllchen mit Aprikosensoße

Für 2 Portionen
Zubereitung: 1 Std.

Nährwert pro Portion: ca. 395 kcal
14 g EW | 22 g F | 33 g KH

½ Zwiebel
2 EL Rapsöl
40 g Naturreis
20 g gehackte Mandeln
Salz
40 g TK-Erbsen
60 g Schafskäse (z. B. Feta)
1 Zucchino
1 Aubergine
1 Möhre
½ TL Gemüsebrühe (Instant)
80 g eingekochte Aprikosen (aus der Dose)
Pfeffer
5–6 Blätter Petersilie

Außerdem: 6 Zahnstocher

1. Zwiebel schälen, fein würfeln und in einem Topf in ½ EL Öl samt Reis und Mandeln andünsten. Noch 120 ml Wasser angießen, salzen und zugedeckt in ca. 20 Min. sanft weich garen. Dabei ca. 5 Min. vor Garzeitende die Erbsen hinzufügen. Zuletzt den Feta zerkrümelt unterheben.

2. Inzwischen Zucchino in 12, Aubergine in 6 dünne Scheiben schneiden. Die Zucchinischeiben in kochendem Salzwasser ca. 1 Min. blanchieren, im Sieb abtropfen lassen. Die Auberginen auf Küchenpapier leicht gesalzen ziehen lassen, dann trocken tupfen. Den Reis-Mix bei Bedarf im Sieb abtropfen lassen.

3. Je 1 Scheibe von Zucchino-, Aubergine und wieder Zucchino überlappend auslegen. Je 1 EL Reismischung daraufsetzen, dann kompakt aufrollen und mit einem Zahnstocher feststecken.

4. Die Möhre schälen und in ca. 2 mm dünne Scheiben schneiden. In einem Topf Brühe in 100 ml Wasser aufkochen, Möhre darin ca. 10 Min. garen. Aprikosen durch ein Sieb abgießen, dabei Saft auffangen. 2 Hälften klein würfeln, den Rest mit 2 EL Saft zu den Möhren mischen. Topfinhalt mit dem Stabmixer pürieren. Salzen, pfeffern, Aprikosenwürfel untermischen.

5. Die Röllchen in einer Pfanne im restlichen Öl ca. 2 Min. rundum bräunen. Dann auf Tellern mit Soße beträufeln und mit Petersilie bestreuen.

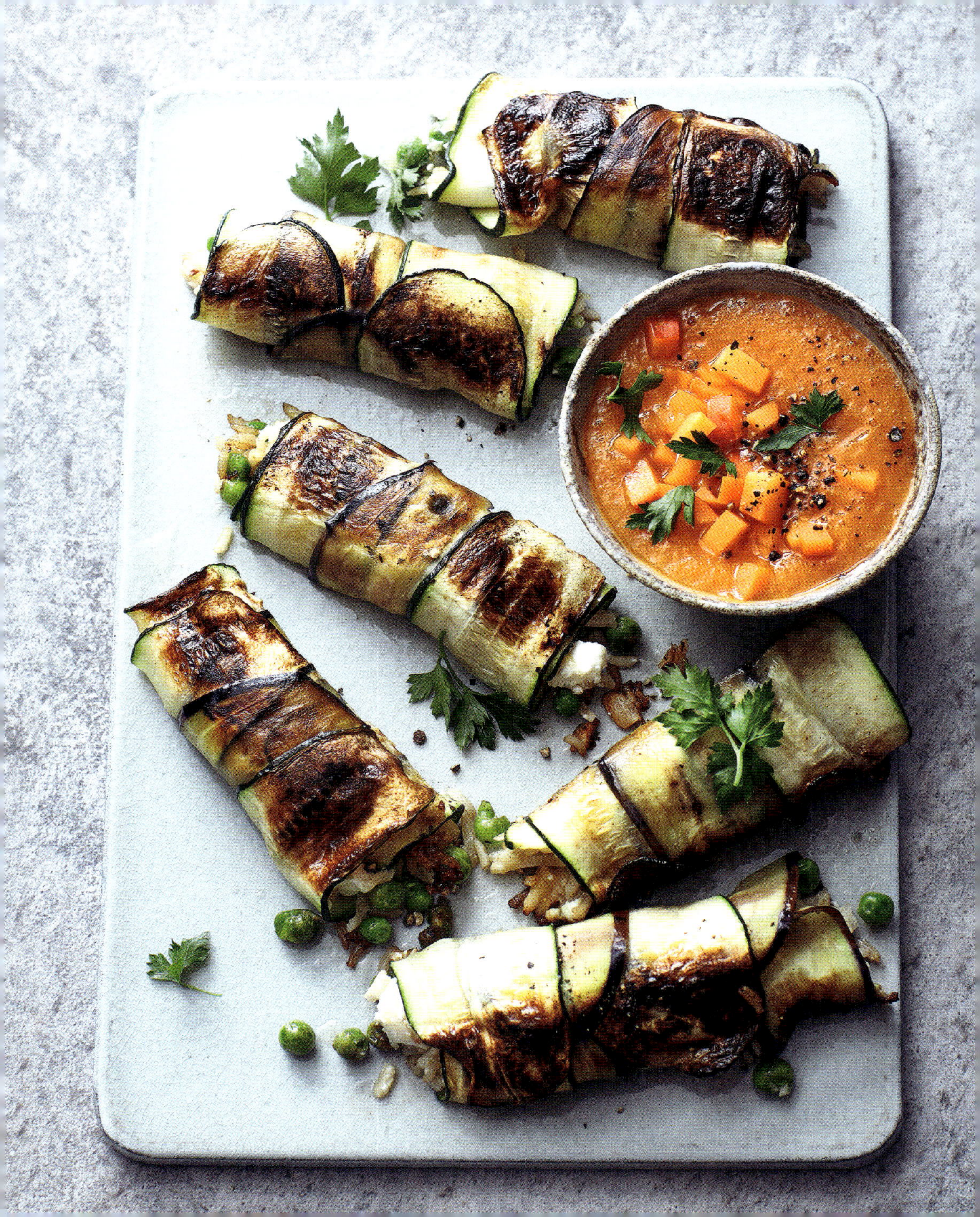

Griechische Wraps

Für 2 Portionen

Zubereitung: 10 Min.

Nährwert pro Portion: ca. 388 kcal
13 g EW | 22 g F | 42 g KH

100 g Salatgurke
1 Tomate (ca. 130 g)
100 g Schafskäse (z. B. Feta)
10 schwarze entsteinte Oliven
1 rote Zwiebel (ca. 70 g)
100 g griechischer Joghurt (10 % Fett)
1 EL Zitronensaft
Salz, Pfeffer
2 Vollkornwraps

1. Gurke von den Enden, Tomate vom Stielansatz befreien. Beides ebenso wie den Feta klein würfeln und in einer Schüssel vermischen. Die Oliven halbieren, hinzufügen. Die Zwiebel schälen, halbieren und in Streifen schneiden.

2. In einer Schüssel griechischen Joghurt mit Zitronensaft verrühren. Mit reichlich Salz und Pfeffer abschmecken.

3. Die Vollkornwraps in einer beschichteten Pfanne 1–2 Min. ohne Fett auf beiden Seiten erwärmen.

4. Die Soße auf den Wraps verteilen und den Salat mittig, in einem Streifen, hinzugeben. Die Wraps jeweils zuerst unten einklappen und dann die beiden Seiten einrollen.

Schon gewusst?

Diese Wraps lassen sich gut vorbereiten und dann als Lunch auf die Arbeit mitnehmen.

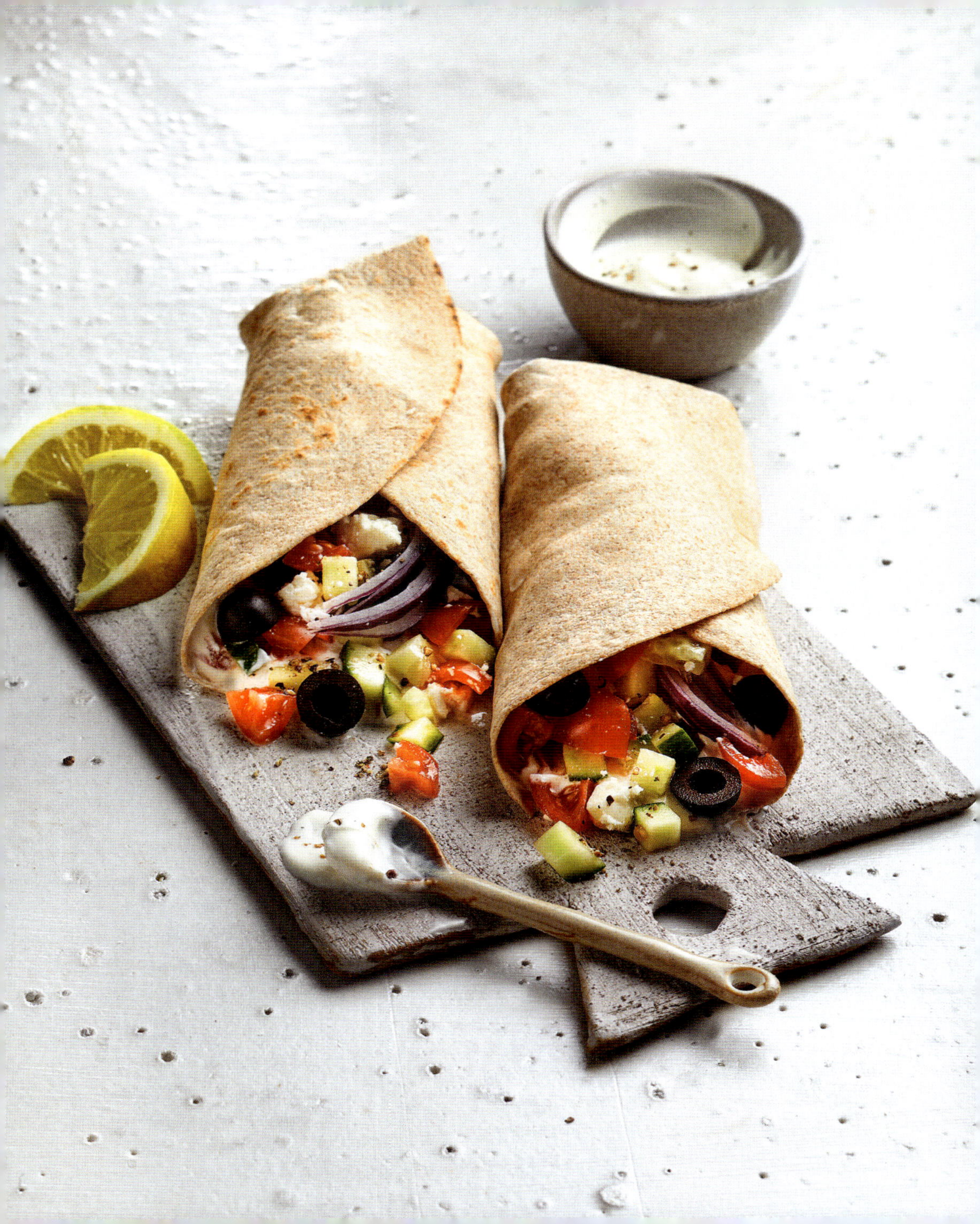

Gefüllte Eier mit Krabben, Essiggurke, Dill und Joghurt

Für 2 Portionen
Zubereitung: 15 Min.

Nährwert pro Portion: ca. 217 kcal
19 g EW | 13 g F | 4 g KH

4 Bio-Eier (Größe M)
3 Essiggurken (ca. 40 g)
2 Stängel Dill
1 Handvoll glatte Petersilie
2 EL Joghurt (3,5 % Fett)
½ TL mittelscharfer Senf
50 g Krabben, geschält
Salz, Pfeffer

1. In einem Topf Wasser zum Kochen bringen. Die Eier anstechen und in 8–10 Min. hart kochen. Anschließend mit kaltem Wasser abschrecken und in einer Schüssel mit kaltem Wasser abkühlen lassen.

2. Inzwischen die Essiggurken in einem Sieb abtropfen lassen und in feine Würfel schneiden. Dill und Petersilie fein hacken.

3. Die Eier pellen und halbieren. Die Dotter entfernen und in einer Schüssel mit Joghurt, Senf, Essiggurken und gepulten Krabben gut verrühren. Anschließend mit Dill, Salz und Pfeffer abschmecken.

4. Eiweißhälften mit der Masse befüllen, auf Tellern anrichten und mit der Petersilie garnieren.

Schon gewusst?

Hierzu passt pro Portion 1 Scheibe Buttermilchbrot (S. 74).

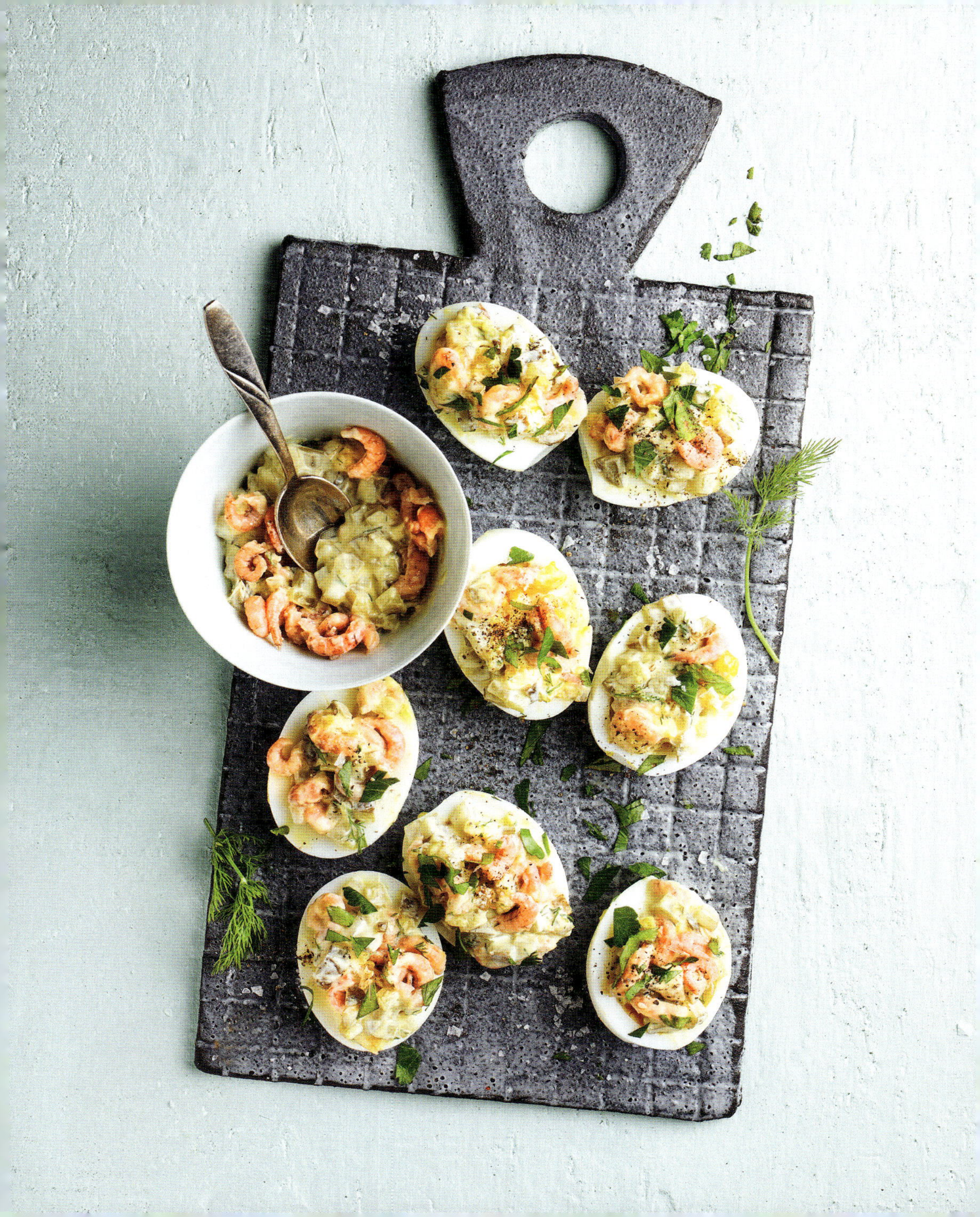

Polenta-Bowl mit Limetten-Chili-Soße

Für 2 Portionen
Zubereitung: 20 Min.

Nährwert pro Portion: ca. 602 kcal
17 g EW | 22 g F | 80 g KH

75 g Instant-Polenta
1 TL körnige Gemüsebrühe
80 g Mais (Abtropfgewicht)
300 g vorgegarte Rote Bete
80 g Rucola
30 g Mandelblättchen
200 g dicke Bohnen (Glas, Abtropfgewicht)
100 ml Soja-Kochcreme
Saft und Abrieb von ½ Bio-Limette
½ TL Agavendicksaft
½ TL Chilipulver
1 Msp. gemahlene Vanille
Salz, Pfeffer

1. In einem Topf 200 ml Wasser zum Kochen bringen. Gemüsebrühe hinzufügen, Polenta mit einem Schneebesen einrühren. Aufkochen lassen.

2. Inzwischen den Mais in einem Sieb abbrausen und abtropfen lassen. Unter die Polenta rühren, Topf vom Herd nehmen. Die Polenta 5 Min. bei geschlossenem Deckel ziehen lassen. Danach auf zwei Schalen verteilen und abkühlen lassen.

3. Inzwischen die Rote Bete würfeln. Den Rucola waschen, verlesen und trocken schütteln. Die Mandeln in einer beschichteten Pfanne ohne Fett etwa 5 Min. leicht anrösten. Die Bohnen in einem Sieb abbrausen und abtropfen lassen.

4. Soja-Kochcreme in einer Schale mit Limettensaft und -abrieb verrühren. Agavendicksaft, Chilipulver und Vanille untermengen. Mit Salz und Pfeffer abschmecken.

5. Rote Bete, Rucola und Bohnen auf der Polenta anrichten. Mit Mandeln und Soße garnieren.

SCHNELL · VEGETARISCH

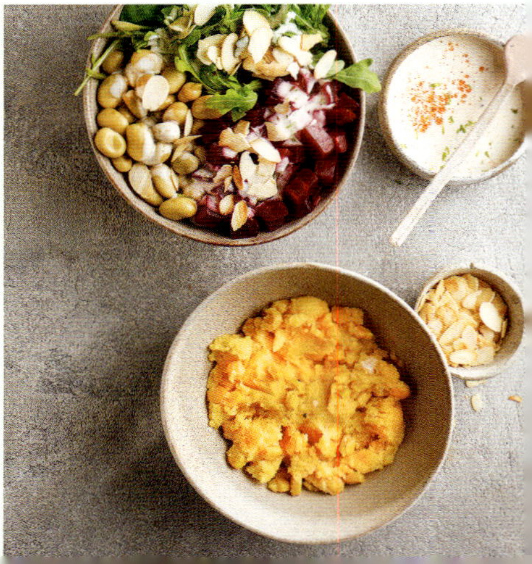

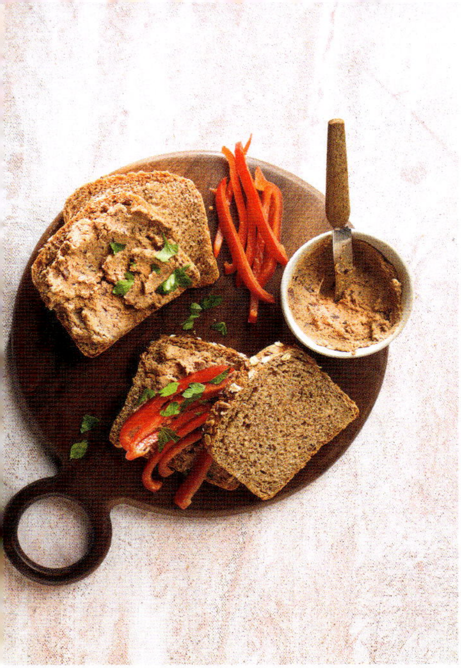

Buntes Vollkornsandwich mit Veggie-Leberwurst

Für 2 Portionen
Zubereitung: 15 Min.

Nährwert pro Portion: ca. 377 kcal
19 g EW | 11 g F | 50 g KH

1 Schalotte
1 EL Rapsöl
100 g geräucherter Tofu
1 TL getr. Majoran
1 TL Paprikapulver edelsüß
½ TL geräuchertes Paprikapulver
80 g Kidneybohnen
(Glas, Abtropfgewicht)
Salz, Pfeffer
1 kleine rote Paprikaschote
6 Stängel frische Petersilie
4 dünne Scheiben Hafer- oder Vollkornbrot

1. Die Schalotte schälen und fein würfeln. Öl in einer Pfanne erhitzen, Schalotte darin glasig dünsten. Den Tofu über einer Schüssel mit den Händen in feine Stücke zerbröseln.

2. Tofu, Majoran und beide Sorten Paprikapulver in die Pfanne rühren, weitere 5 Min. anbraten.

3. Kidneybohnen in einem Sieb abspülen, abtropfen lassen. Zusammen mit dem Pfanneninhalt in einem Standmixer fein pürieren. Alternativ in einem hohen Behälter mit dem Stabmixer pürieren. Mit Salz und Pfeffer abschmecken.

4. Paprikaschote von Trennwänden und Kernen befreien, dann in Streifen schneiden. Petersilienblätter grob abzupfen.

5. Aufstrich großzügig auf 2 Brote streichen. Mit Paprikastreifen und Petersilie belegen, jeweils 1 weitere Brotscheibe obendrauf legen.

SCHNELL VEGETARISCH

Rübchen-Rote-Bete-Carpaccio

Für 2 Portionen

Zubereitung: 15 Min.

Nährwert pro Portion: ca. 354 kcal
10 g EW | 21 g F | 25 g KH

1 Schalotte
20 g Walnusskerne
30 g Rucola
200 g weiße Mairüben
200 g lila Mairüben
200 g vorgegarte Rote Bete
2 EL Olivenöl
1 EL Zitronensaft
1 TL Ahornsirup
½ TL mittelscharfer Senf
40 g Ziegenfrischkäse
1 Msp. getr. Estragon
Salz, Pfeffer

1. Die Schalotte schälen und in feine Ringe schneiden. Die Walnusskerne grob hacken.
2. Den Rucola waschen, trocken schütteln und zu einem Bündel zusammenfassen, dieses quer durchschneiden.
3. Die Mairüben putzen und in hauchdünne Scheiben schneiden oder hobeln. Die Rote Bete (Einmalhandschuhe anziehen!) ebenfalls in hauchdünne Scheiben schneiden oder hobeln.
4. In einer Schale Olivenöl, Zitronensaft, Ahornsirup, Senf und Ziegenfrischkäse glatt verrühren. Mit Estragon, Salz und Pfeffer abschmecken.
5. Rüben und Rote Bete abwechselnd fächerartig auf einem Servierteller anrichten, mit dem Dressing beträufeln und mit Schalotte, Walnusskernen und Rucola garnieren.
6. Hierzu passt pro Portion 1 Scheibe Vollkornbrot, gern getoastet.

Schon gewusst?

Die Mairüben kann man außerhalb der Saison auch durch Teltower Rübchen oder Kohlrabi ersetzen. Die Mairüben, auch Navetten genannt, haben allerdings ein noch feineres Aroma.

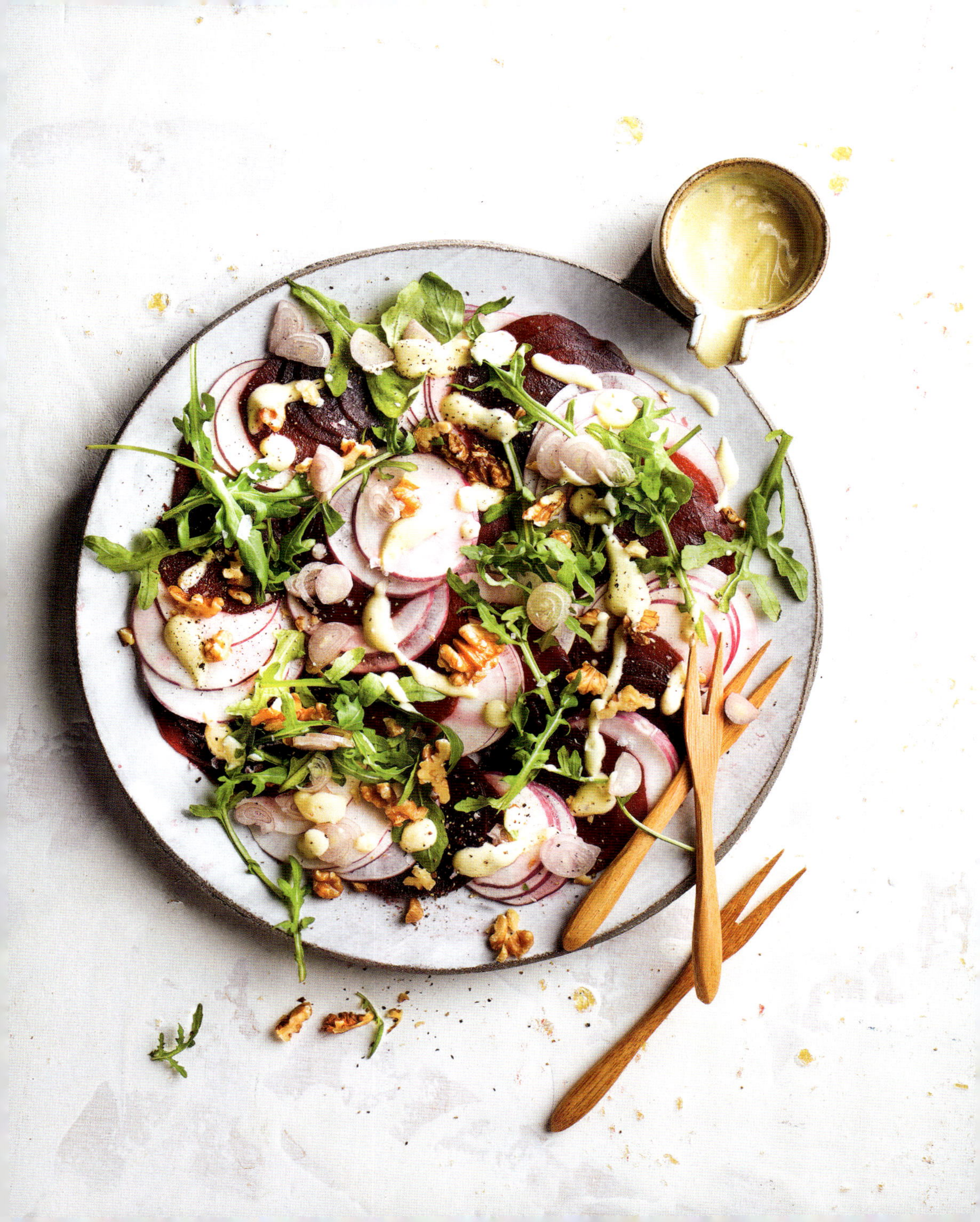

Gemüsequiche mit Schmandguss

Für 1 Springform
(Ø 28 cm; 10 Stücke)
Zubereitung: 20 Min.
+ 42 Min. Backen

Nährwert pro Stück: ca. 330 kcal
12 g EW | 24 g F | 17 g KH

125 g kalte Butterwürfel,
plus mehr für die Form
200 g Dinkelmehl (Type 1050),
plus mehr zum Arbeiten
50 g Mandelmehl (teilentölt)
4 Bio-Eier (Größe M)
Salz
1 große Zwiebel
150 g Zucchini
150 g Möhren
150 g rote Paprikaschote
250 g Champignons
2 EL Rapsöl
200 g Schmand
100 g geriebener Gouda (48 % Fett)
2 EL gehackte Petersilie
(frisch oder TK)
Pfeffer

VEGETARISCH

1. Den Backofen auf 180° vorheizen. Die Form einfetten und mit Mehl ausstäuben. Für den Boden beide Mehlsorten, Butter, 1 Ei, 1 Prise Salz und 2 EL Wasser glatt verkneten. Den Teig auf einer leicht bemehlten Arbeitsfläche mit dem Nudelholz etwas größer als die Form ausrollen. Die Form damit so auskleiden, dass ein ca. 3 cm hoher Rand entsteht. Den Teig mit einer Gabel gleichmäßig einstechen, im Ofen ca. 12 Min. blindbacken, dann herausnehmen.

2. Inzwischen die Zwiebel schälen und fein würfeln. Zucchini und Möhre ca. 1 cm groß würfeln. Die Paprikaschote halbieren, von Trennwänden und Kernen befreien, klein würfeln. Die Pilze putzen und in dünne Scheiben schneiden.

3. Die Zwiebel in einer Pfanne mit Öl andünsten. Mit dem weiteren Gemüse darin mehrere Min. dünsten.

4. Restliche Eier in einer Schüssel verquirlen, dann Schmand, 50 g Gouda und Petersilie unterrühren. Diesen Guss salzen und pfeffern.

5. Bratgemüse auf dem Quicheboden verteilen. Eierguss darübergießen, mit restlichem Gouda (50 g) bestreuen. Die Quiche ca. 30 Min. im Ofen backen. Vor dem Verzehr kurz abkühlen lassen.

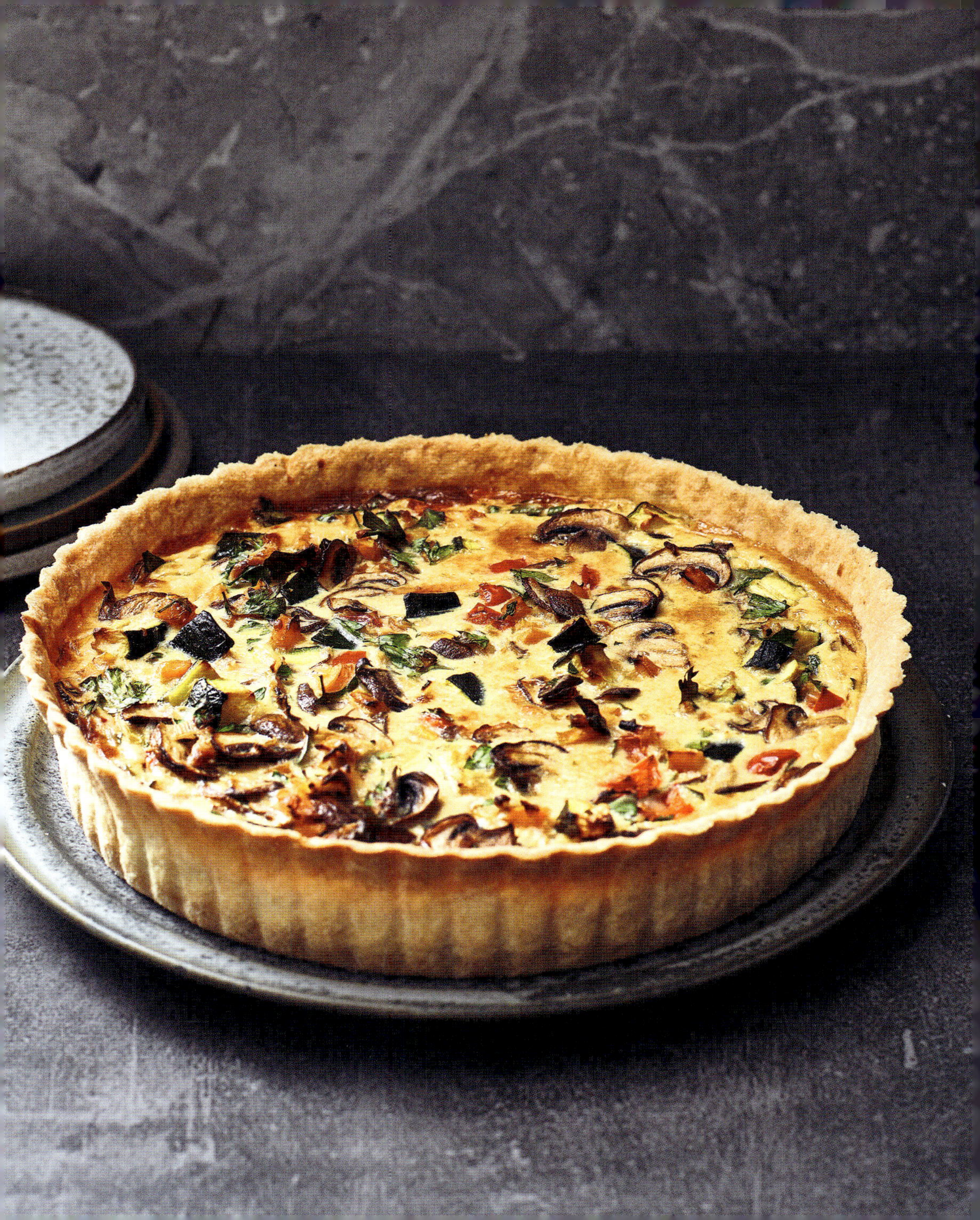

Sellerie-Apfel-Suppe mit Vollkorn-Croûtons

Für 2 Portionen
Zubereitung: 30 Min.

Nährwert pro Portion: ca. 438 kcal
7 g EW | 31 g F | 33 g KH

2 Äpfel (z. B. Boskop)
450 g Knollensellerie
½ große Zwiebel
3 EL Olivenöl
600 ml Gemüsebrühe (ohne Salz)
150 g Soja-Kochcreme
2 Scheiben Vollkorntoastbrot
Salz, Pfeffer

SCHNELL · VEGETARISCH

1. Äpfel und Knollensellerie schälen, Äpfel vom Kerngehäuse befreien. Äpfel und Sellerie in grobe Stücke schneiden, bis auf 4 dünne Apfelspalten zum Garnieren. Die halbe Zwiebel schälen und fein würfeln.

2. In einem großen Topf 1 EL Olivenöl erhitzen, darin die Zwiebel 1–2 Min. anschwitzen. Äpfel und Sellerie hinzufügen, kurz mitdünsten. Den Topfinhalt mit Gemüsebrühe und Soja-Kochcreme ablöschen. Durchrühren, dann ca. 15 Min. köcheln lassen.

3. Inzwischen das Brot in ca. 1 cm große Würfel schneiden. In einer beschichteten Pfanne das restliche Olivenöl (2 EL) erhitzen, das Brot darin unter Wenden anrösten.

4. Das Gemüse mit dem Stabmixer zu einer cremigen Suppe pürieren. Mit Salz und Pfeffer abschmecken. Die Suppe garniert mit Croûtons sowie Apfelspalten servieren.

Schon gewusst?

Bei einer Suppe lässt sich das entschleunigte, bewusste Essen sehr gut (wieder) erlernen. Sie ist viel zu heiß, um sie einfach hinunterzuschlingen. Aber auch wenn sie abgekühlt ist, versuchen Sie, jeden Löffel bewusst zu genießen!

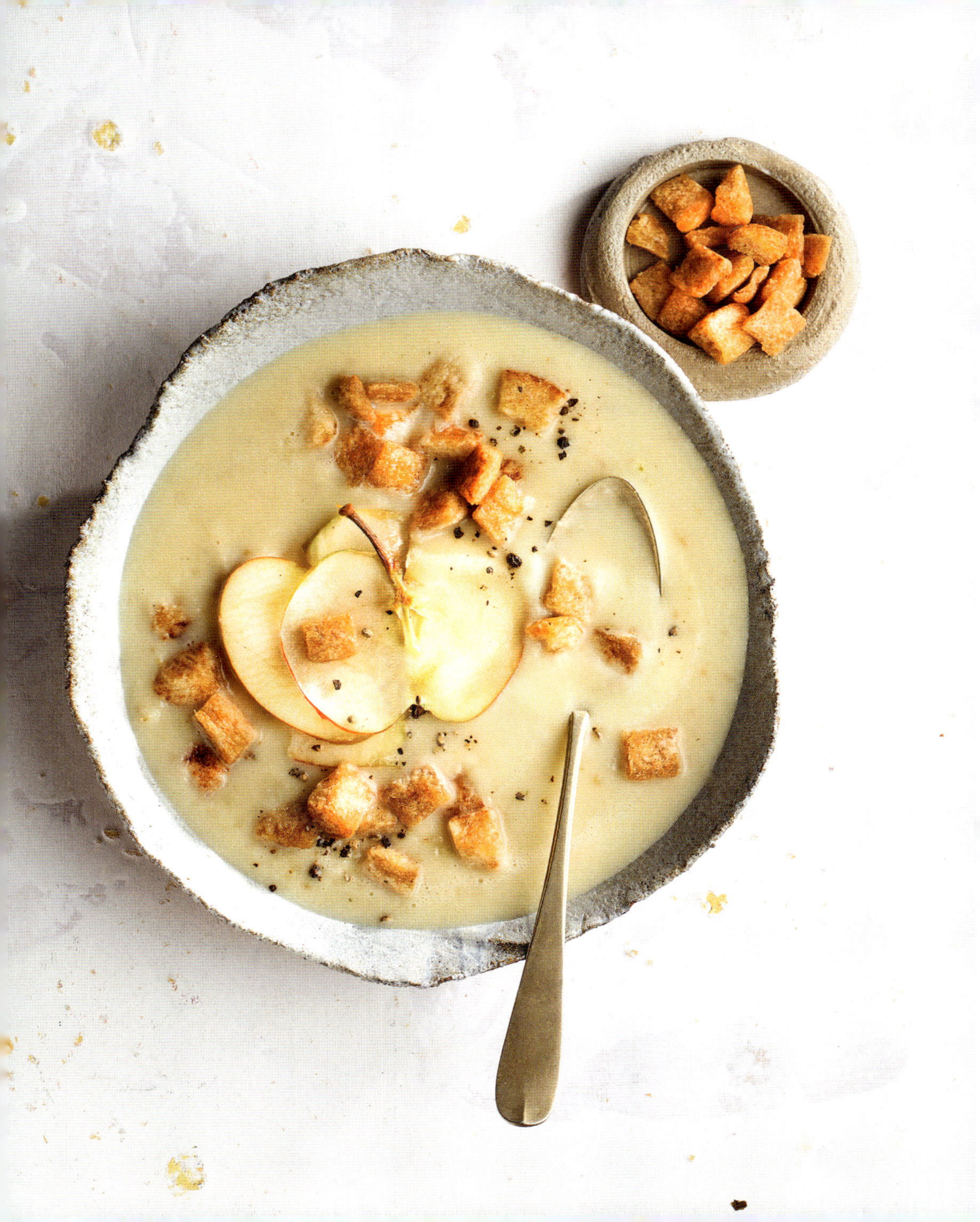

Vollkornspaghetti mit Petersilienpesto und Röst-Kapern

Für 2 Portionen
Zubereitung: 20 Min.

Nährwert pro Portion: ca. 511 kcal
13 g EW | 38 g F | 29 g KH

80 g Vollkornspaghetti
Salz
1 Bund glatte Petersilie
1 Bio-Zitrone
6 EL Öl
Salz, Pfeffer
2 EL Pinienkerne, plus mehr nach Belieben
2 EL Kapern
30 g frisch gehobelter Parmesan

SCHNELL · VEGETARISCH

1. Die Vollkornspaghetti in einem Topf mit reichlich kochendem Salzwasser in 8–10 Min. al dente garen.

2. Inzwischen die Petersilie samt Stängeln grob hacken. Die Zitrone heiß abwaschen, trocken reiben und 1 TL Schale abreiben. Die Zitrone halbieren und eine Hälfte auspressen.

3. Petersilie, 5 EL Olivenöl, Zitronenabrieb und 2 EL Zitronensaft in einem hohen Gefäß mit Pinienkernen und 20 g Parmesan 2 Min. mit dem Stabmixer pürieren. Dann mit Salz und Pfeffer abschmecken.

4. In einer beschichteten Pfanne das restliche Olivenöl (1 EL) erhitzen, die Kapern darin ca. 4 Min. anrösten. Anschließend auf einem Küchenpapier leicht entfetten. Nach Belieben auch noch zusätzliche Pinienkerne anrösten.

5. Die Vollkornspaghetti in einem Sieb abgießen und auf 2 Tellern mit jeweils 2 EL vom Petersilienpesto vermischen. Mit den angerösteten Kapern und dem restlichen Parmesan (nach Belieben, ebenso mit den gerösteten Pinienkernen) garnieren.

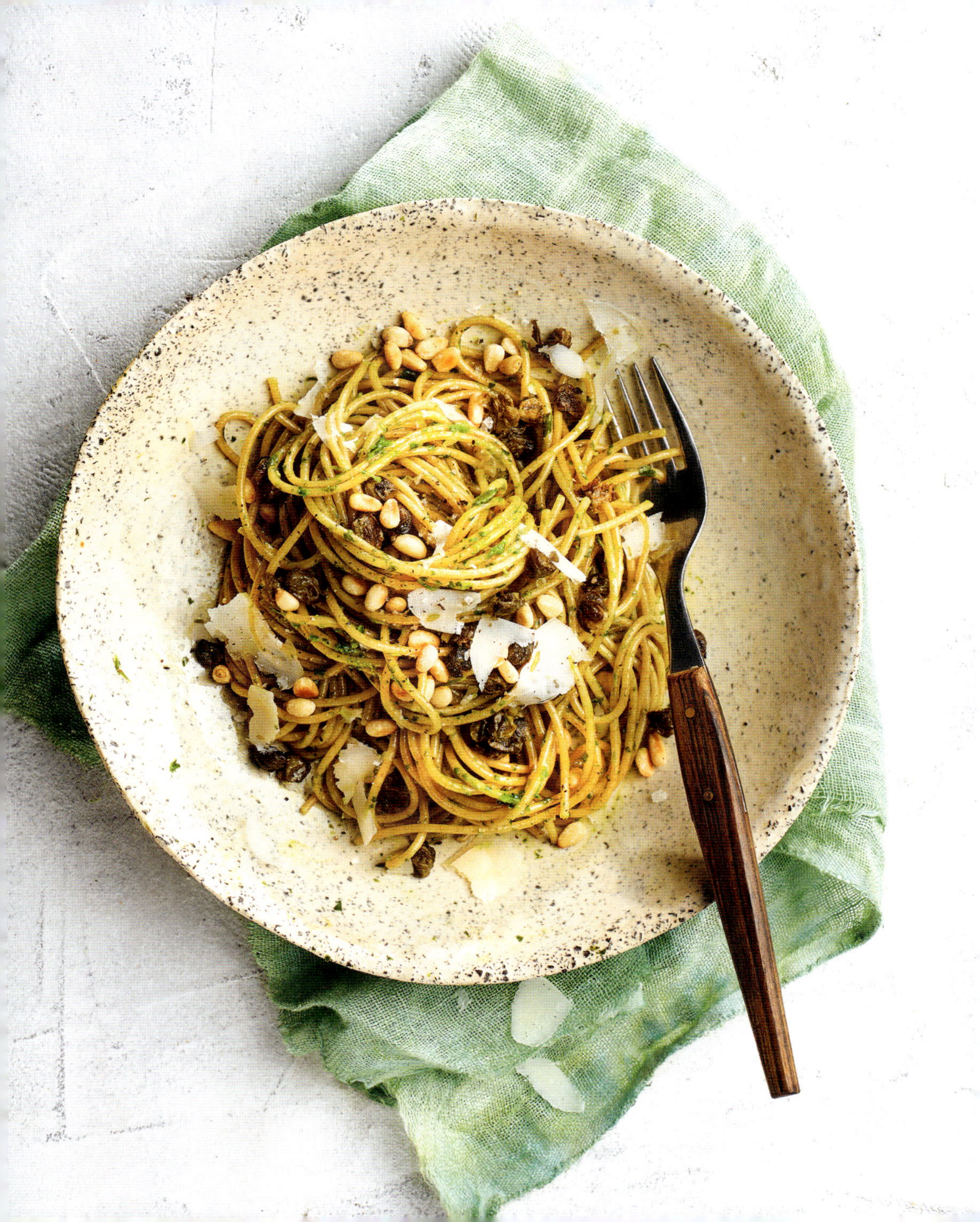

Romanesco-Topinambur-Gratin

Für 2 Portionen
Zubereitung: 25 Min.
+ 15 Min. Backen

Nährwert pro Portion: ca. 430 kcal
22 g EW | 25 g F | 29 g KH

Fett für die Form
1 Kopf Romanesco (ca. 450 g)
250 g Topinambur
(ersatzweise Pastinake)
Salz
2 EL Dinkelmehl (Type 630)
250 ml Milch (1,5 % Fett)
75 g geriebener Gouda (48 % Fett)
frisch geriebene Muskatnuss
Pfeffer
1 Knoblauchzehe
1 EL Schnittlauchröllchen
(frisch oder TK)
2 EL Haferflocken
2 EL Rapsöl
1 EL Zitronensaft
½ TL Chiliflocken

Außerdem: Auflaufform
(ca. 18 × 27 cm)

VEGETARISCH

1. Den Backofen auf 200° vorheizen. Eine kleine Auflaufform (ca. 18 × 27 cm) einfetten. Den Romanesco in Röschen teilen (Strunk anderweitig verwenden). Die Topinambur schälen und in Scheiben schneiden. Beides in leicht gesalzenem Wasser 2–3 Min. blanchieren. In ein Sieb abgießen, kalt abschrecken und gut abtropfen lassen.

2. Das Mehl mit wenig Wasser in einer Schale glatt rühren. In einem Topf Milch und 150 ml Wasser aufkochen, Mehl-Mix nach und nach einrühren, bis die Soße andickt. Noch 50 g Käse unterrühren. Muskatnuss, Salz und Pfeffer einrühren, vom Herd nehmen.

3. Knoblauch schälen, fein würfeln und mit Schnittlauch sowie Haferflocken mischen. Öl, Zitronensaft sowie je 1 Prise Salz und Chili untermischen.

4. Romanesco und Topinambur gleichmäßig in der Form verteilen. Die Soße darübergeben und alles mit Flocken-Mix sowie restlichem Käse bestreuen. Das Gratin im Ofen ca. 15 Min. backen, leicht abgekühlt servieren.

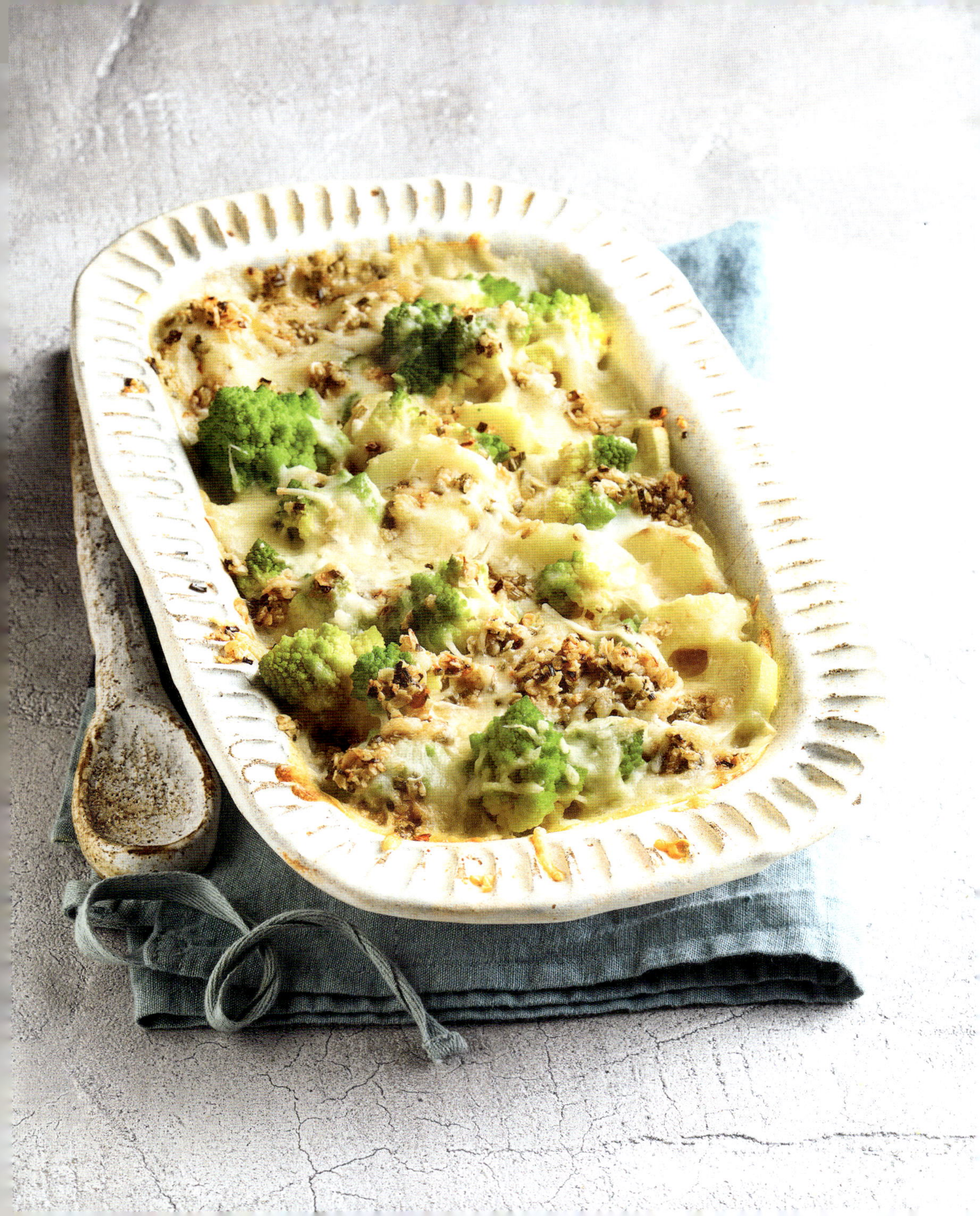

Pistaziensuppe mit Orientwürze

Für 2 Portionen
Zubereitung: 30 Min.

Nährwert pro Portion: ca. 828 kcal
25 g EW | 68 g F | 27 g KH

½ TL Kreuzkümmelsamen
1 Bio-Orange
20 g Butter
1 Schalotte
1 Knoblauchzehe
10 g Ingwer
150 g Lauch
700 ml Gemüsebrühe (ohne Salz)
Salz, Pfeffer
100 ml Hafer-Kochcreme
200 g ungesalzene Pistazienkerne
2 Msp. Sumach (türk. Gewürz)

SCHNELL · VEGETARISCH · PROTEINREICH

1. Die Kreuzkümmelsamen in einer beschichteten Pfanne ohne Fett 2–3 Min. anrösten. Herausnehmen, in einem Mörser fein mahlen. Die Orange heiß abwaschen, trocken reiben und 1 TL Schale abreiben. Die Orange halbieren und auspressen.

2. Die Butter in einem Topf zerlassen. Schalotte, Knoblauch und Ingwer schälen, alles fein hacken. Den Lauch putzen, in feine Ringe schneiden und in einem Sieb waschen. Dann darin abtropfen lassen.

3. Den Lauch in der Butter 5 Min. andünsten. Schalotte, Knoblauch und Ingwer hinzufügen. Alles 3 Min. unter Rühren mitdünsten. Die Gemüsebrühe angießen und ca. 15 Min. sanft köcheln lassen. Mit Kreuzkümmel, Salz und Pfeffer abschmecken.

4. Hafer-Kochcreme und Pistazienkerne (bis auf 1 EL) ebenfalls in den Topf rühren. Die Pistazienkerne 3 Min. leicht einweichen lassen. Dann alles mit einem Stabmixer fein pürieren. Die Suppe mit Orangensaft und -abrieb abschmecken.

5. Die restlichen Pistazienkerne (1 EL) grob hacken. Die Suppe in tiefen Tellern mit Pistazienkernen garnieren, mit Sumach fein bestreuen.

Schon gewusst?

Statt Sumach können Sie hier auch Chilipulver verwenden. Schärfere Speise essen wir langsamer, sodass wir besser satt werden.

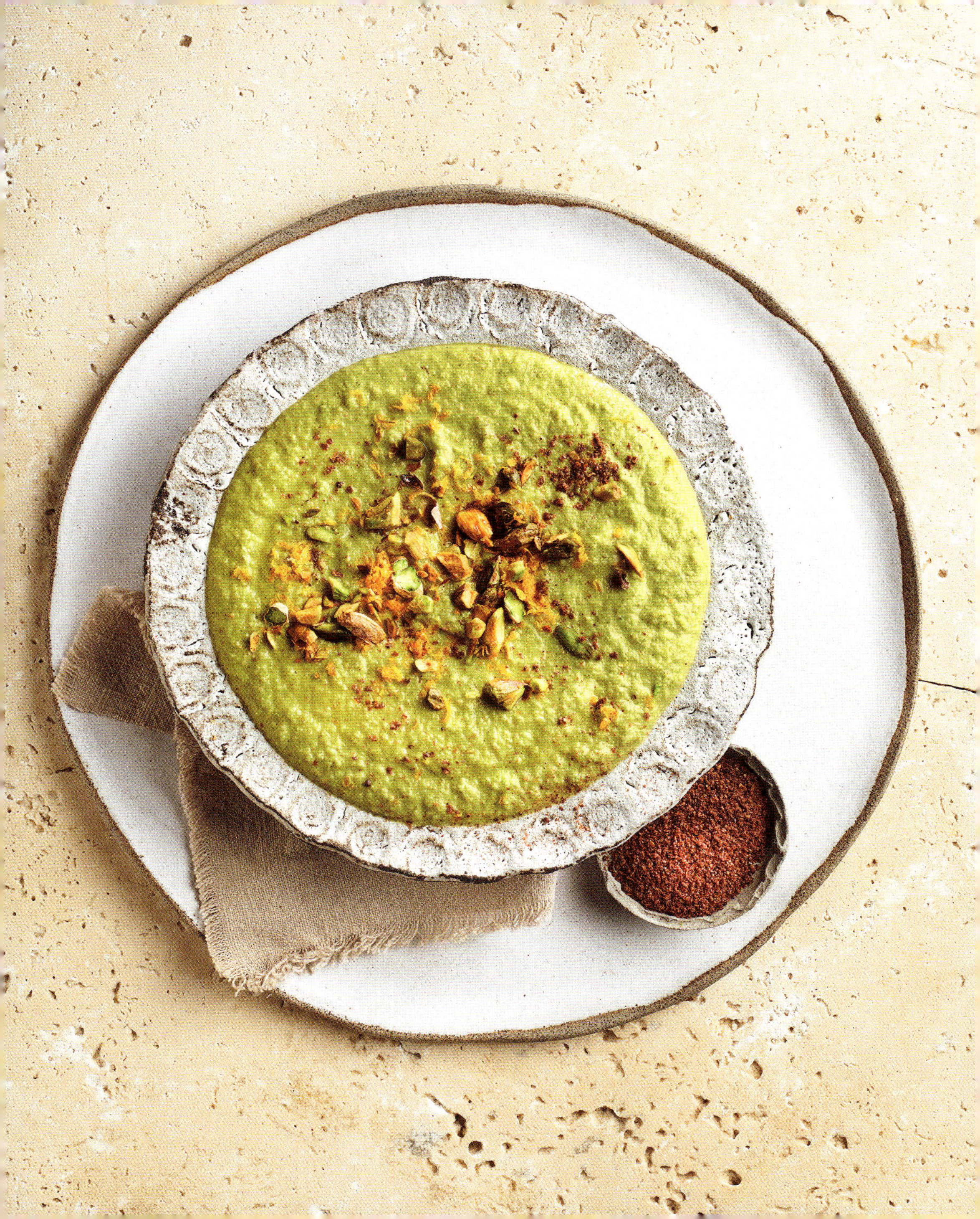

Risotto mit Radicchio und Walnusskernen

Für 2 Portionen

Zubereitung: 40 Min.

Nährwert pro Portion: ca. 446 kcal
13 g EW | 20 g F | 46 g KH

1 Schalotte
1 Knoblauchzehe
10 g Butter
80 g Risottoreis
50 ml Weißwein
400 ml heiße Gemüsebrühe
2 Stängel Petersilie
30 g Parmesan
20 g Walnusskerne
1 EL Olivenöl
1 EL Ahornsirup
2 EL Aceto balsamico
Salz, Pfeffer
300 g Radicchio

VEGETARISCH

1. Schalotte und Knoblauch schälen, beides fein hacken. Von der Butter 5 g in einem Topf aufschäumen lassen, darin Schalotten- und Knoblauchwürfel glasig dünsten. Den Reis darin kurz mit anschwitzen. Den Weißwein angießen und einkochen lassen. Reis mit Gemüsebrühe aufgießen, sodass er gerade bedeckt ist. Alles sanft unter Rühren verkochen lassen. Dann erneut Brühe angießen. So weiterverfahren, bis der Risottoreis nach 25–30 Min. gar ist.

2. Inzwischen die Petersilienblätter abzupfen und grob hacken. Den Parmesan grob reiben. Die Walnusskerne grob hacken und in einer beschichteten Pfanne ohne Öl ca. 3 Min. anrösten.

3. Für die Marinade Öl, Ahornsirup und Essig in einer Schale verquirlen, mit Salz und Pfeffer abschmecken. Den Radicchio vom Strunk befreien, Blätter in feine Streifen schneiden. In einer Pfanne mit der Marinade andünsten.

4. Risottoreis vom Herd nehmen, restliche Butter und Parmesan unterrühren. Petersilie sowie Radicchio unterheben. Auf Tellern anrichten und mit gerösteten Walnusskernen garnieren.

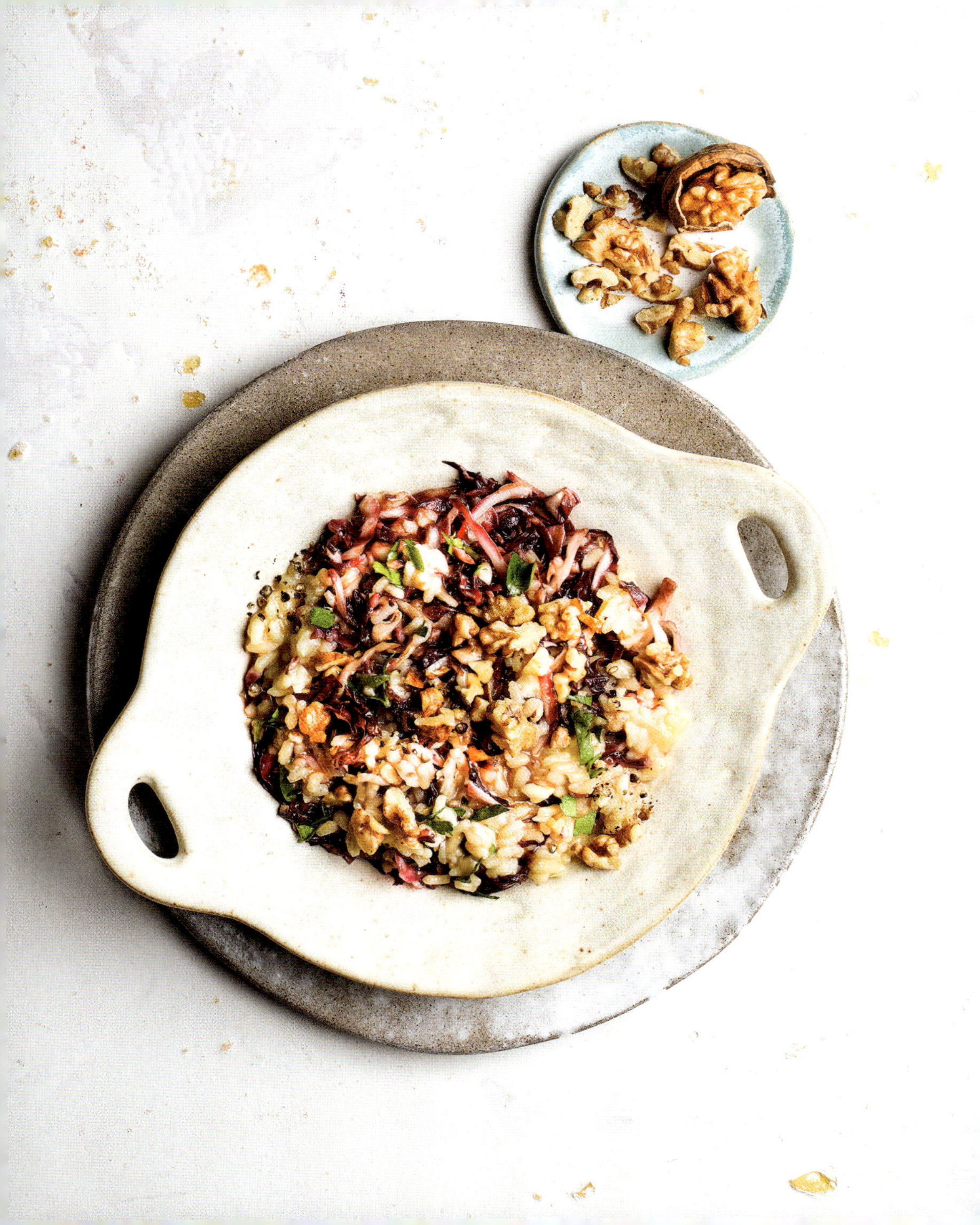

Curry mit grünen Bohnen und Tomaten

1. Reis mit heißem Wasser waschen, in einem Sieb abtropfen lassen. In einem Topf mit der dreifachen Menge frischem Wasser und etwas Salz zum Kochen bringen. Dann ca. 40 Min. abgedeckt sanft garen.

2. TK-Bohnen mit heißem Wasser übergießen und abgedeckt stehen lassen. Frische Bohnen putzen.

3. Frühlingszwiebeln in feine Ringe schneiden, Grün beiseitestellen. In einer tiefen Pfanne das Kokosöl zerlassen. Darin das Weiße der Frühlingszwiebeln mit Currypaste anbraten. Den Limettenabrieb unterrühren.

4. Den Tofu in Stücke brechen und ebenfalls in die Pfanne rühren, etwa 5 Min. mitbraten. Die (TK-)Bohnen abgießen und bei geschlossenem Deckel etwa 15 Min. mitgaren. Tomaten und Kokosmilch einrühren, das Curry weitere 5 Min. kochen. Mit Salz und Pfeffer abschmecken.

5. Cashewkerne grob hacken, in einer beschichteten Pfanne ohne Fett 5 Min. leicht anrösten. Korianderblätter grob abzupfen.

6. Reis und Curry auf Teller verteilen, mit Cashewkernen und Koriander garnieren. Mit dem Limettensaft beträufeln.

Für 2 Portionen

Zubereitung: 15 Min.
+ 40 Min. Garen

Nährwert pro Portion: ca. 531 kcal
23 g EW | 25 g F | 52 g KH

80 g Vollkornbasmatireis
Salz
300 g grüne Bohnen
(TK oder frisch)
3 Frühlingszwiebeln
1 EL Kokosöl
1½ TL rote Thaicurry-Paste
Saft und Abrieb von 1 Bio-Limette
200 g Naturtofu
1 Dose stückige Tomaten (400 g)
1 kleine Dose Kokosmilch (200 ml)
Pfeffer
30 g Cashewkerne
4 Stängel Koriandergrün

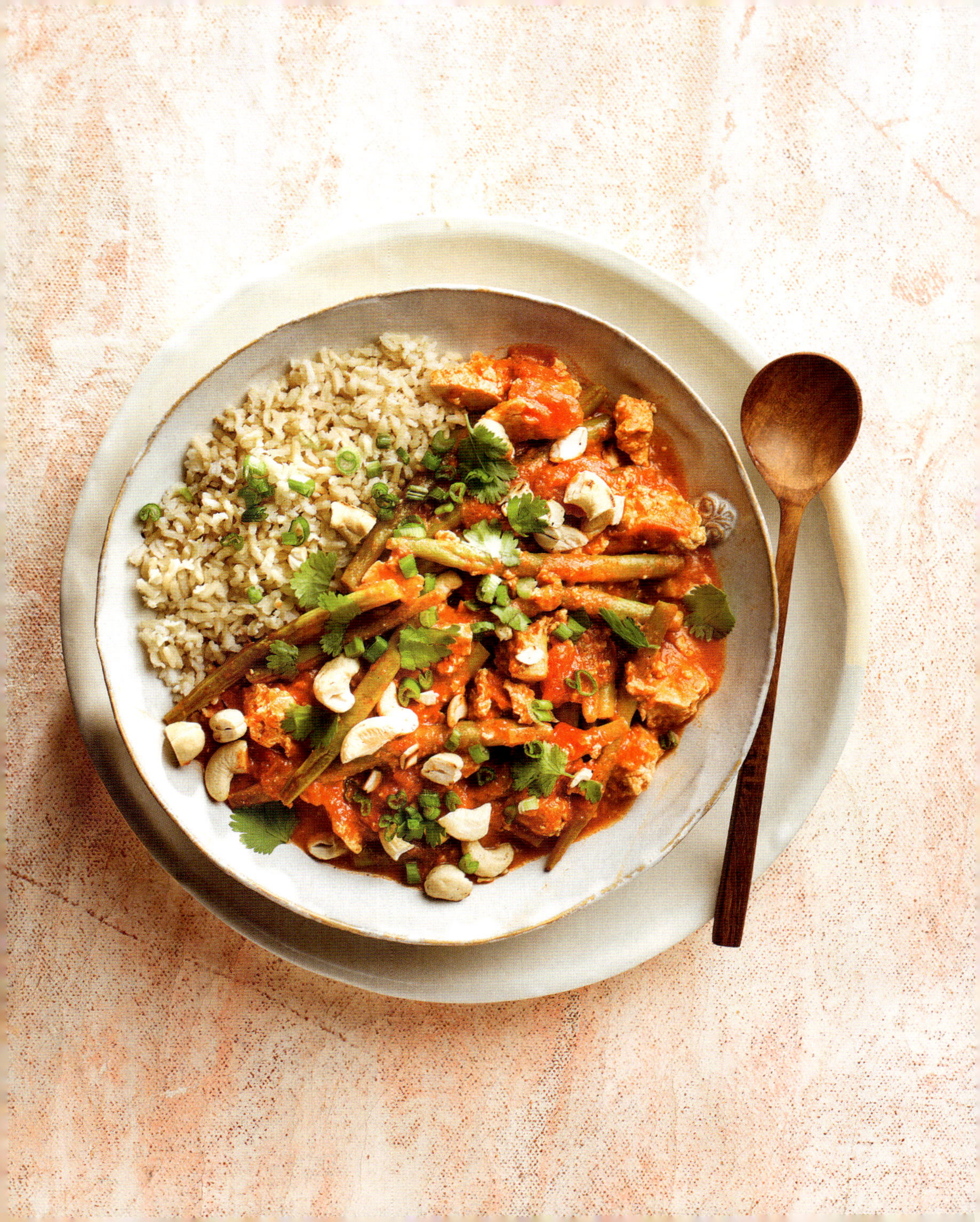

Mit Chili sin Carne gefüllte Paprikaschoten

1. Zwiebel und Knoblauch schälen, beides fein würfeln.

2. Rapsöl in einem Topf erhitzen, Zwiebel und Knoblauch darin sanft anbraten. Seitan in kleine Stücke brechen, zusammen mit Paprika- und Chilipulver in den Topf rühren. Alles 5 Min. leicht anbraten, dann mit Sojasoße ablöschen.

3. Kidneybohnen und Mais in einem Sieb gründlich abbrausen, abtropfen lassen. Mit Tomaten und Oregano in den Topf rühren. Bei geschlossenem Deckel aufkochen lassen, dann noch ca. 5 Min. köcheln lassen. Mit Salz und Pfeffer abschmecken.

4. Den Backofen auf 160° vorheizen.

5. Die Paprikaschoten von Trennwänden und Kernen befreien. Schoten in eine Auflaufform stellen, mit Chili sin Carne füllen. Restliche Soße in der Form verteilen und alles 35 Min. im Ofen backen.

6. Die Korianderblätter, falls verwendet, abzupfen und grob zerreißen. Die Paprikaschoten vor dem Servieren kurz abkühlen lassen und mit Koriander, falls verwendet, garniert servieren.

Für 2 Portionen
Zubereitung: 15 Min.
+ 35 Min. Backen

Nährwert pro Portion: ca. 376 kcal
29 g EW | 9 g F | 44 g KH

1 Zwiebel
1 Knoblauchzehe
1 EL Rapsöl
150 g Seitan
2 TL Paprikapulver edelsüß
½ TL Chilipulver
1 TL Sojasoße
150 g schwarze Bohnen (Abtropfgewicht, ersatzweise Kidneybohnen)
80 g Mais (Abtropfgewicht)
1 Dose stückige Tomaten (400 g)
2 TL getr. Oregano
Salz, Pfeffer
2 große rote Paprikaschoten
4 Stängel Koriandergrün (nach Belieben)

Außerdem: Auflaufform (ca. 15 × 15 cm)

VEGETARISCH PROTEINREICH

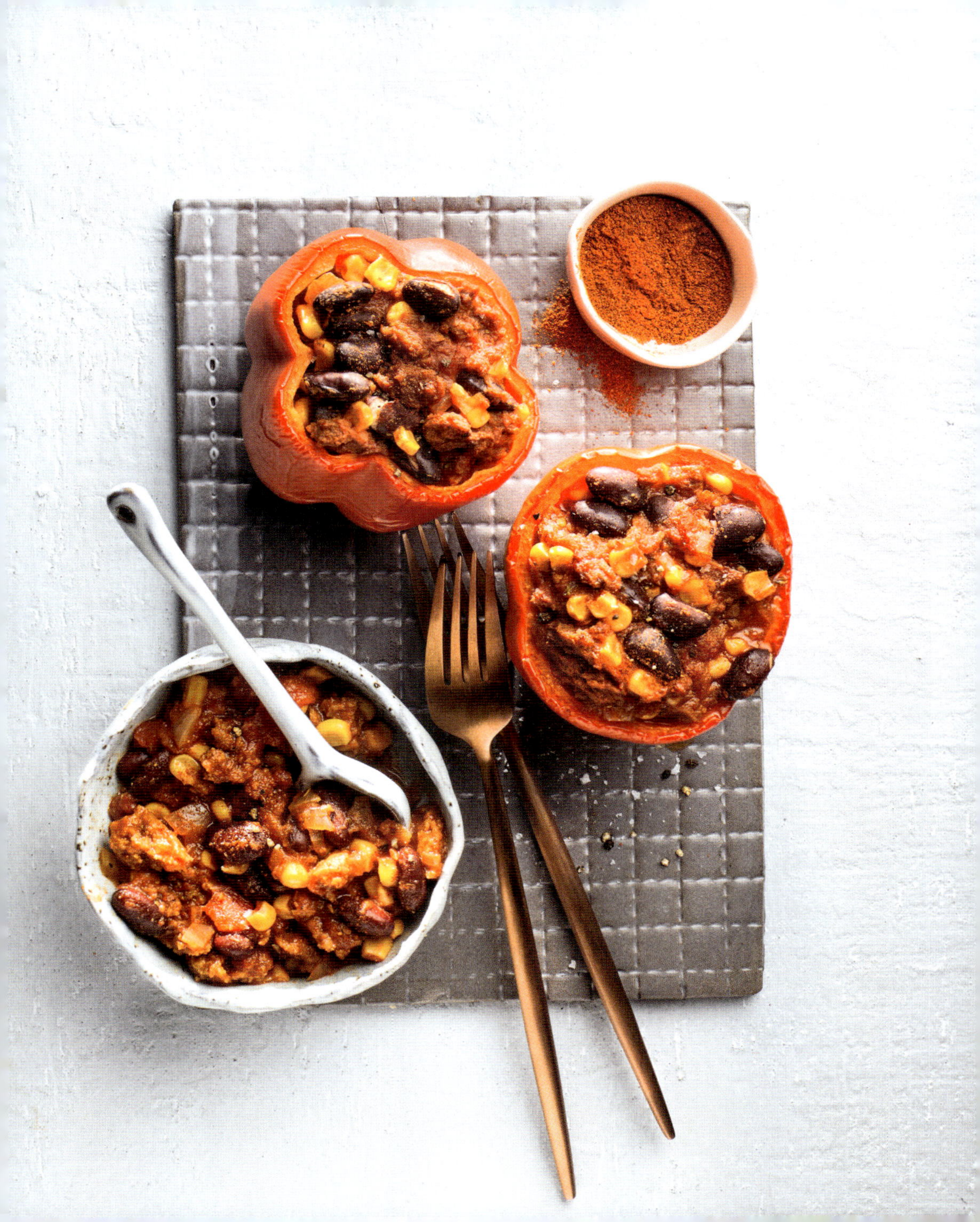

Vollkornreis mit Brokkolini, Parmesancrackern und Minzdressing

1. Den Backofen auf 180° (Umluft) vorheizen. Ein Backblech mit Backpapier auslegen.

2. Den Reis in einem Topf mit 160 ml leicht gesalzenem Wasser zum Kochen bringen. Bedeckt ca. 25 Min. sanft kochen. Den Reis auflockern und bedeckt nachziehen lassen.

3. Inzwischen Knoblauch und Zwiebel schälen. Knoblauch fein hacken, Zwiebel in feine Ringe schneiden. Den Brokkolini auf der einen Seite des Blechs verteilen. Knoblauch und Zwiebelringe mit 2 EL Öl, Zitronenabrieb, Salz und Pfeffer vermengen, über dem Gemüse verteilen.

4. Parmesan grob reiben, mit Paprikapulver in einer Schüssel vermengen. Mithilfe eines Teelöffels in 4 Häufchen mit Abstand auf die andere Seite des Backblechs setzen. Dann ca. 8 Min. im Ofen goldbraun backen. Die Parmesancracker aus dem Ofen nehmen und abkühlen lassen. Das Gemüse weitere 10 Min. bissfest garen.

5. Inzwischen die Haselnusskerne grob hacken, in einer beschichteten Pfanne ohne Öl kurz rösten. Die Minzblätter fein hacken. Restliches Öl (2 EL), Essig, 1 EL Limettensaft und Ahornsirup verquirlen, Minze sowie Salz und Pfeffer unterrühren.

6. Den Reis auf Tellern anrichten. Brokkolini samt Zwiebelringen darauf verteilen, mit Minzdressing beträufeln. Mit Nusssplittern sowie je 2 Crackern garnieren.

Für 2 Portionen
Zubereitung: 30 Min.

Nährwert pro Portion: ca. 541 kcal
16 g EW | 31 g F | 45 g KH

80 g Natur- oder Wildreis
Salz
1 Knoblauchzehe
1 rote Zwiebel
300 g Brokkolini (Spargelbrokkoli)
4 EL Olivenöl
½ TL Zitronenabrieb
Pfeffer
30 g Parmesan
1 Msp. Paprikapulver edelsüß
20 g Haselnusskerne
1 Handvoll Minzblätter
1 EL Weißweinessig
2 EL Limettensaft
1 EL Ahornsirup

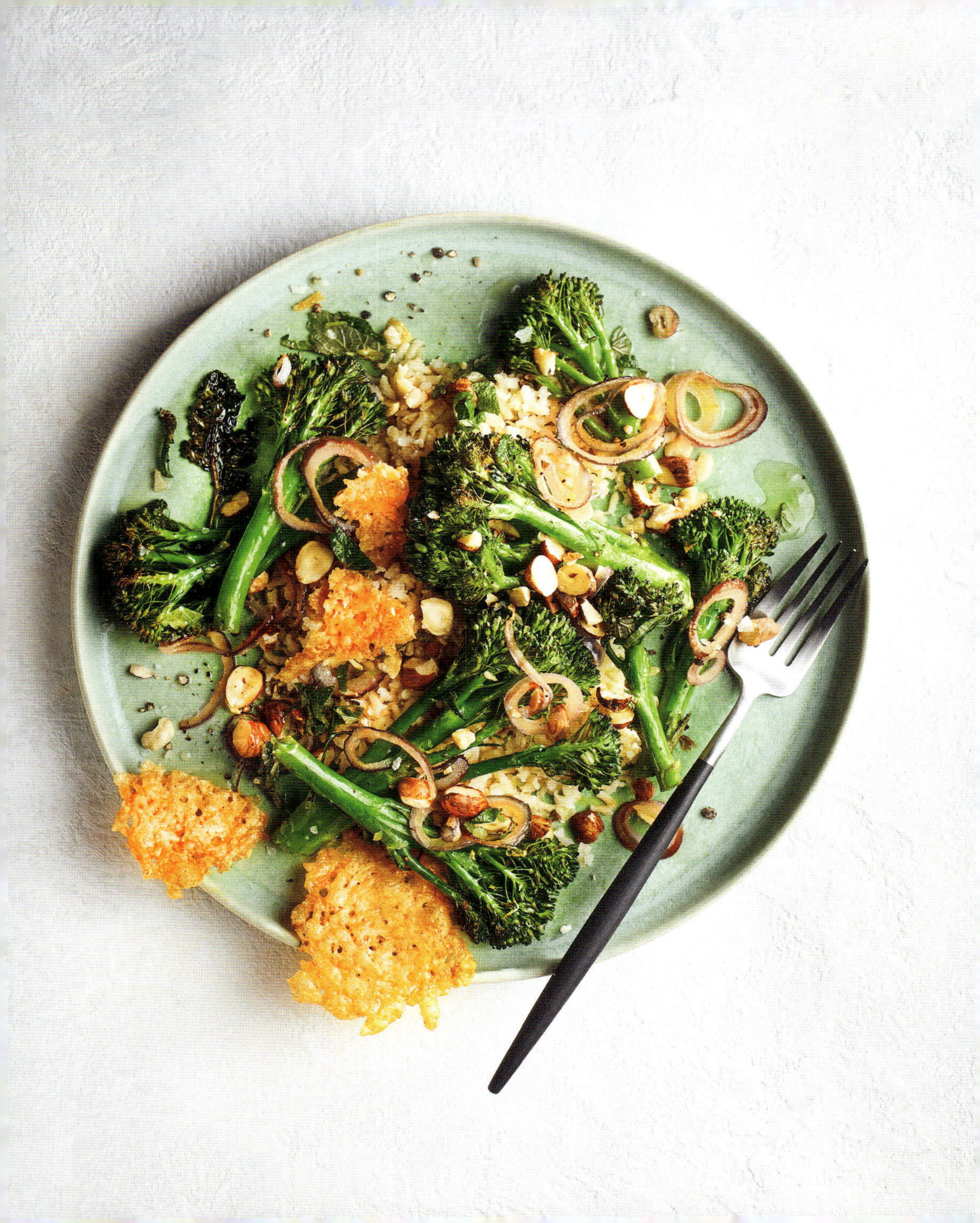

One-Pot: Taco-Pasta

Für 2 Portionen
Zubereitung: 20 Min.

Nährwert pro Portion: ca. 653 kcal
34 g EW | 17 g F | 78 g KH

½ Zwiebel
1 Knoblauchzehe
200 g Tofu
1 EL Olivenöl
1 EL Tomatenmark
1 Dose stückige Tomaten (400 g)
Salz, Pfeffer
1 TL Paprikapulver edelsüß
120 g Vollkornhörnchennudeln
200 g Kidneybohnen (Glas)
140 g Mais (Abtropfgewicht)

1. Zwiebel und Knoblauch schälen, beides fein hacken. Den Tofu klein zerbröseln.

2. In einem großen Topf das Öl erhitzen, darin Zwiebel und Knoblauch 2 Min. andünsten. Den Tofu mit Tomatenmark, Tomaten und Salz, Pfeffer sowie Paprikapulver in den Topf rühren.

3. Die ungekochten Nudeln und 200 ml Wasser in den Topf füllen. Alles 8–10 Min. köcheln lassen. Wenn die Soße zu dick wird, etwas Wasser nachgießen.

4. Inzwischen Kidneybohnen und Mais in einem Sieb abbrausen, abtropfen lassen. Gegen Ende der Garzeit hinzufügen.

5. Die al dente gegarte Taco-Pasta erneut abschmecken und sofort servieren.

Schon gewusst?

Dieses Gericht zeigt wunderbar, dass man beim Abnehmen keineswegs das Gefühl zu haben braucht, auf etwas verzichten zu müssen. Es enthält Nudeln, süßlichen Mais und ergibt alles in allem ein rundum sättigendes Gericht. Das auch noch Mühe spart, denn »One Pot« bedeutet auch: nur ein Topf zum Abwaschen!

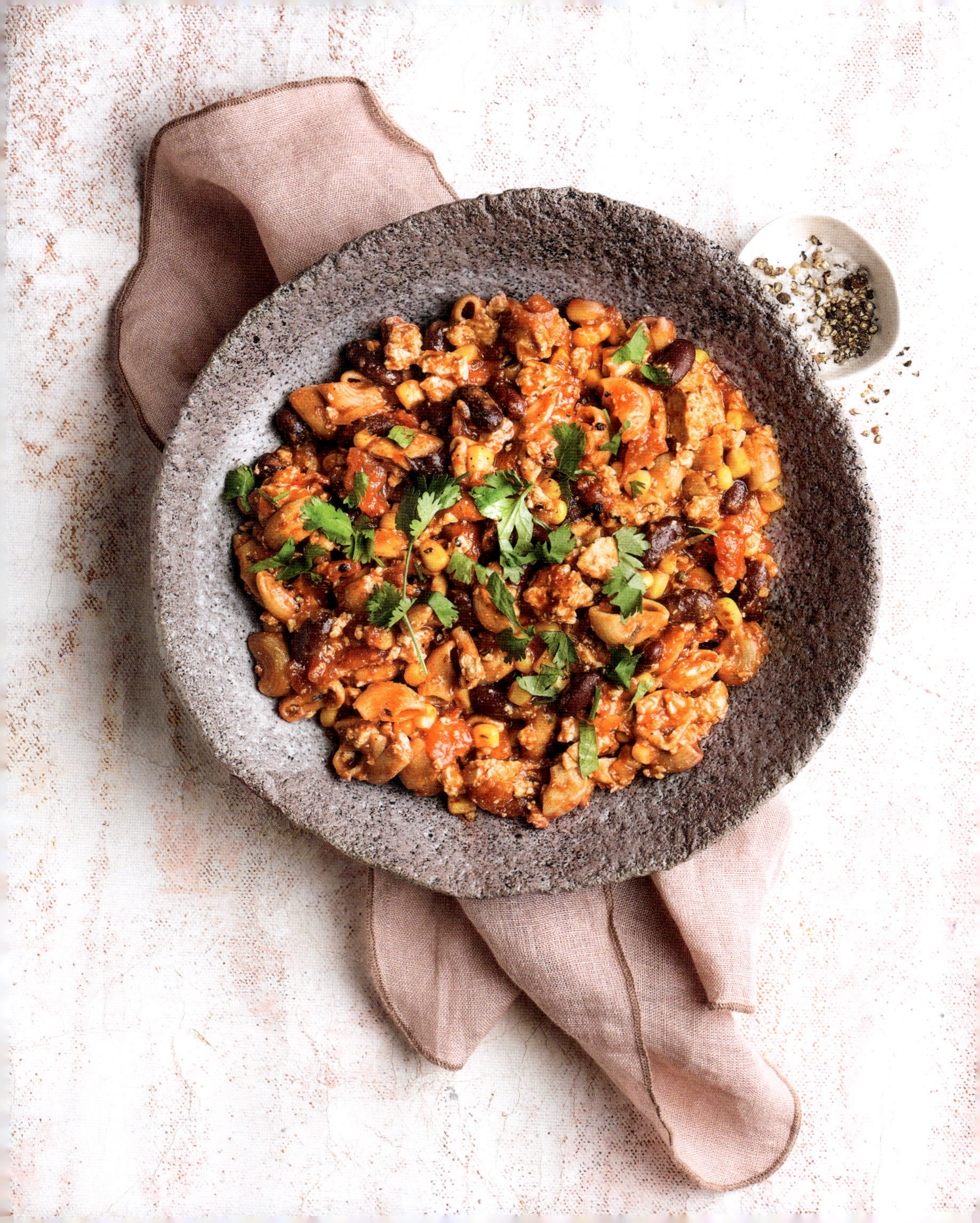

Dreierlei Spaghetti mit Hähnchen und Parmesansoße

Für 2 Portionen

Zubereitung: ca. 20 Min.

Nährwert pro Portion: ca. 505 kcal
54 g EW | 20 g F | 26 g KH

300 g Hähnchenbrustfilet
1 EL Olivenöl
Prise Salz
50 g Linsen-Spaghetti
200 g Kirschtomaten
2 EL Erdnussöl
½ Bund Basilikum
1 Knoblauchzehe
1 Zucchino
1 große Möhre (ca. 200 g)
Schuss Milch (1,5 % Fett)
2 EL Joghurt (1,5 % Fett)
1 EL getr. Estragon
50 g frisch geriebener Parmesan
Prise schwarzer Pfeffer

SCHNELL · PROTEINREICH

1. Das Fleisch waschen, trocken tupfen und in Stückchen schneiden. Olivenöl in einer Pfanne erhitzen, Fleisch darin rundherum goldbraun anbraten. Dabei mit etwas Salz vermischen.

2. Inzwischen einen Topf mit reichlich gesalzenem Wasser zum Kochen bringen. Die Linsen-Spaghetti darin nach Packungsangabe garen, danach abgießen und abtropfen lassen.

3. Inzwischen Kirschtomaten halbieren, Knoblauch schälen und fein hacken. Beides mit 1 EL Erdnussöl zum Fleisch in die Pfanne rühren. Die Basilikumblätter abzupfen und fein hacken.

4. Zucchino und Möhre putzen, durch einen Spiralschneider drehen oder mithilfe eines Sparschälers dünn schneiden.

5. Die Hitze vom Herd leicht reduzieren, die Pfanne mit 1 Schuss Milch ablöschen. Noch Joghurt und Parmesan einrühren, dann alles aufkochen lassen. Dabei ständig umrühren. Estragon und Pfeffer hinzufügen. Die Soße mit Salz abschmecken.

6. Linsennudeln mit Zucchino-/Möhren-Spaghetti vorsichtig unter das Parmesan-Hähnchen heben. Das Ganze bei ausgeschaltetem Herd einige Min. ziehen lassen. Mit Basilikum garniert servieren.

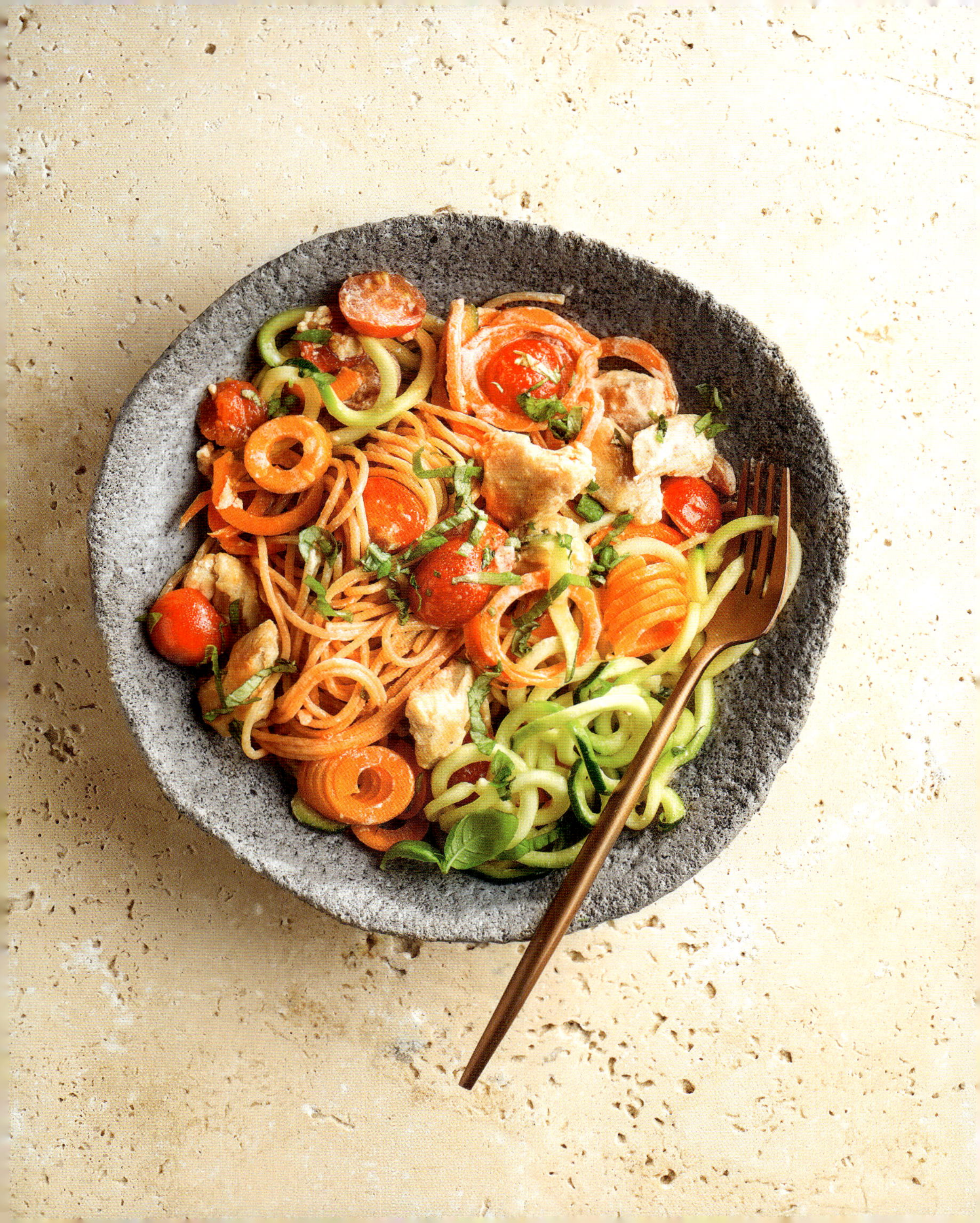

Gemüse-Pancakes mit Räucherlachs

Für 2 Portionen
Zubereitung: ca. 25 Min.

Nährwert pro Portion: ca. 791 kcal
58 g EW | 51 g | 23 g KH

½ Stange Lauch
1 gelbe Paprikaschote
120 g Champignons
2 Frühlingszwiebeln
3 EL Olivenöl
4 Bio-Eier (Größe M)
Salz
4 EL Joghurt (3,5 % Fett)
4 EL Kichererbsenmehl
2 TL italienische Kräuter (getr. oder TK)
Prise schwarzer Pfeffer
200 g Räucherlachs
120 g körniger Frischkäse (20 % Fett i. Tr.)
½ Bund glatte Petersilie

1. Gemüse und Pilze putzen, in sehr kleine Stücke schneiden. Die Frühlingszwiebeln fein hacken.

2. In einer Pfanne 1 EL Öl erhitzen. Gemüse und Frühlingszwiebeln darin anschwitzen, dann beiseitestellen.

3. Die Eier trennen. Das Eiweiß per elektrischem Handrührgerät mit 1 Prise Salz steif schlagen. In einer weiteren Schüssel Eigelb mit Joghurt, Kichererbsenmehl und Kräutern verrühren, abschmecken. Das Gemüse unterrühren. Den Eischnee mit einem Spatel unterheben.

4. Restliches Öl (1 EL) in der Pfanne erhitzen und 1 EL des Teiges als Teigtaler backen (nach Belieben mit einem Stellring arbeiten). Pro Seite 2–3 Min; restlichen Teig ebenso ausbacken.

5. Die Pancakes auf Teller gleiten lassen. Mit dem Frischkäse bestreichen. Den Räucherlachs in Streifen schneiden, auf die Pancakes legen. Die Petersilienblätter abzupfen und fein hacken. Die Pancakes damit bestreuen, diese heiß servieren.

SCHNELL · PROTEINREICH

Schon gewusst?

Den Räucherlachs können Sie durch Mandel- oder Räuchertofu ersetzen. Diesen dünn hobeln, anbraten oder roh zu den Pancakes servieren.

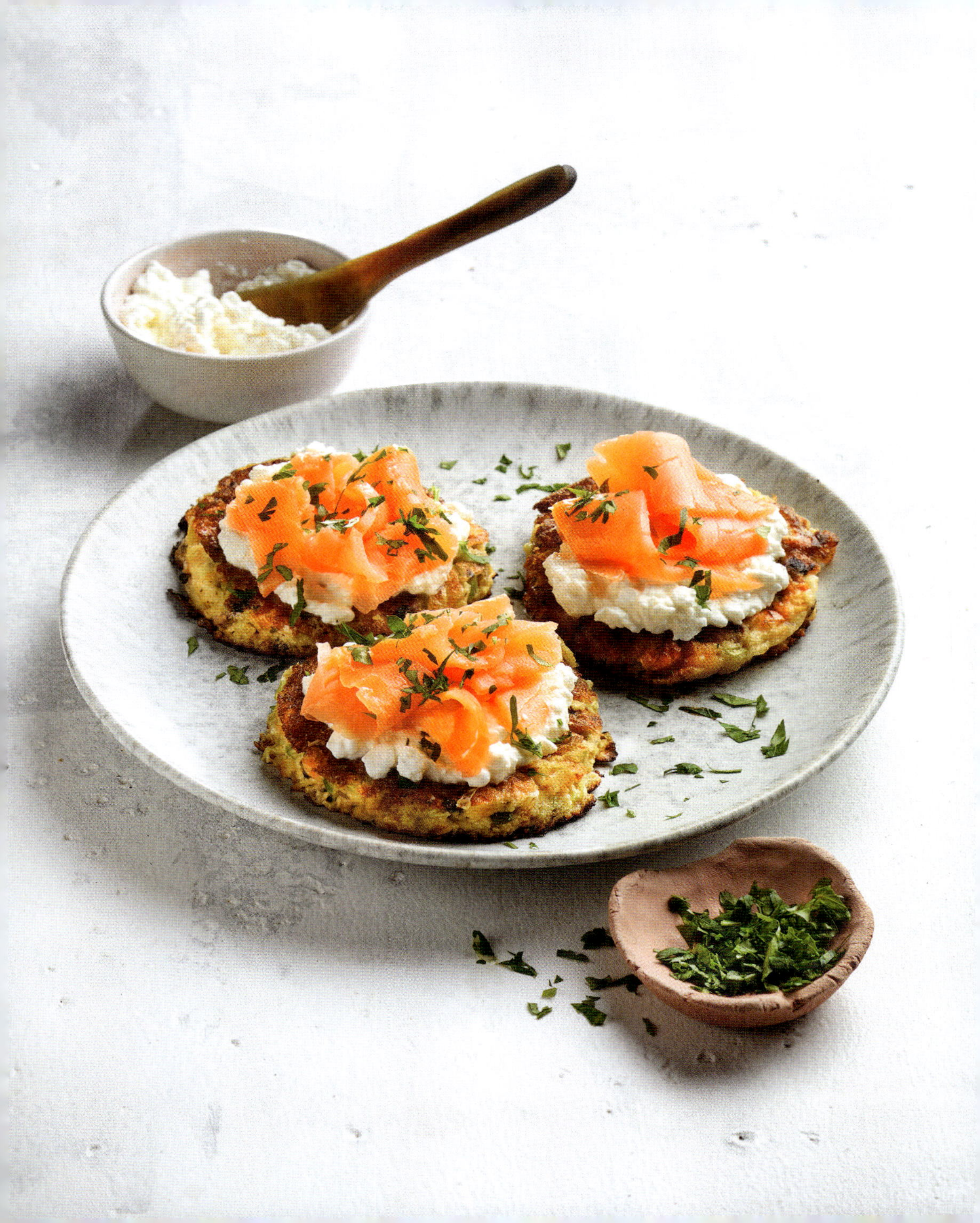

Zucchini-Röllchen mit Tofu-Gemüse-Ragout

Für 2 Portionen
Zubereitung: ca. 40 Min.

Nährwert pro Portion: ca. 435 kcal
28 g EW | 29 g F | 15 g KH

175 g geräucherter Tofu
1 EL Rapsöl
1 rote Zwiebel
3 Knoblauchzehen
1 Frühlingszwiebel
1 Möhre
2 lange Zucchini
Schuss Rotwein (nach Belieben)
½ Dose stückige Tomaten (200 g)
3 EL Tomatenmark
1 EL Olivenöl
Prise Salz
Prise Pfeffer
1 TL italienische Kräuter (getr. oder TK)
geräuchertes Paprikapulver (nach Belieben)
100 g Mozzarella, sehr klein gewürfelt

Außerdem: Auflaufform (ca. 15 × 20 cm)

SCHNELL · VEGETARISCH · PROTEINREICH

1. Den Tofu in einem Tuch ausdrücken und klein würfeln. Rapsöl in einer Pfanne erhitzen und Tofuwürfel ca. 5 Min. darin anbraten. Zwiebel und Knoblauch schälen, beides fein würfeln. Frühlingszwiebel und Möhre putzen, ebenfalls fein würfeln. Alles zum Tofu rühren, kurz mitbraten. Mit Rotwein, falls verwendet, ablöschen.

2. Inzwischen die Zucchini putzen und mit einem Sparschäler längs hobeln. Davon 24 breitere Scheiben beiseitelegen, Rest klein schneiden. Mit stückigen Tomaten, Tomatenmark und Olivenöl zum Tofu rühren. Alles 10 Min. einkochen lassen. Ragout mit Salz, Pfeffer und Kräutern abschmecken. Mit geräuchertem Paprikapulver, falls verwendet, verfeinern.

3. In einer eckigen Auflaufform (ca. 15 × 20 cm) 2 EL des Ragouts verteilen. Den Backofen auf 160° Umluft vorheizen.

4. Je 3 der breiteren Zucchinischeiben leicht überlappend auf einem Arbeitsbrett auslegen. Dann je 2 gute EL Ragout mittig daraufsetzen (ca. 2 cm Abstand zum Rand), Zucchini aufwickeln und in die Auflaufform legen. So 8 Röllchen nebeneinanderlegen; restliches Ragout darüber verteilen.

5. Zucchini-Röllchen mit Mozzarella bestreuen und ca. 20 Min. im Ofen backen. Vor dem Servieren kurz abkühlen lassen.

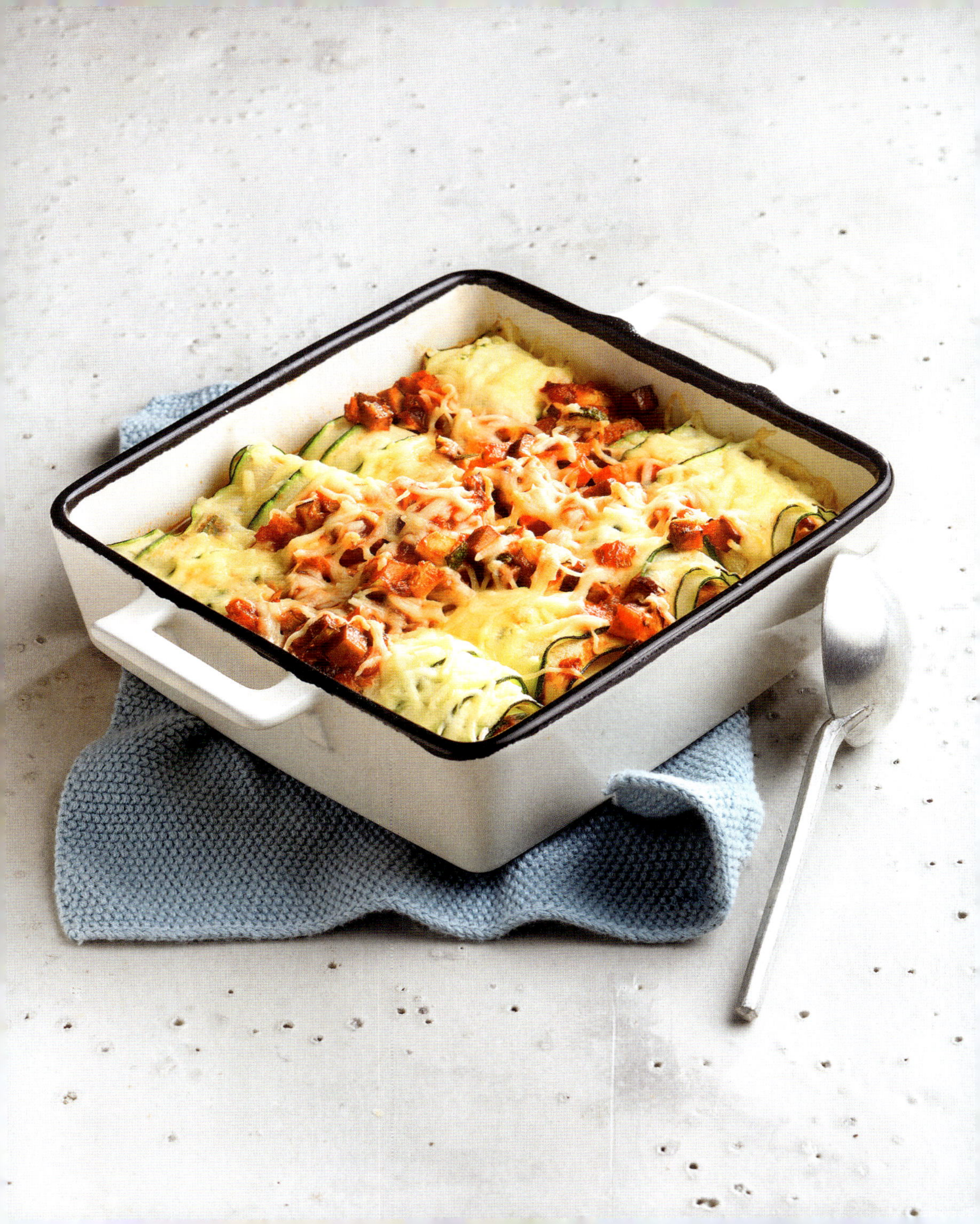

Asiatische Tempeh-Pfanne

Für 2 Portionen

Zubereitung: 30 Min.

Nährwert pro Portion: ca. 433 kcal
28 g EW | 25 g F | 23 g KH

150 g TK-Brokkoli
3 EL Olivenöl
200 g Tempeh
100 g Champignons
1 Möhre
6 Frühlingszwiebeln
1 grüne Paprikaschote
1 rote Chilischote
2 Knoblauchzehen
Prise Salz
Prise Pfeffer
Sojasoße (nach Belieben)
100 g Mungobohnensprossen
7 g Ingwer
1 EL Tomatenmark
150 ml Orangensaft
1 TL Speisestärke
Chilisoße
1 TL helle Sesamsamen

SCHNELL · VEGETARISCH · PROTEINREICH

1. Den Brokkoli auftauen.

2. In einer großen Pfanne 2 EL Olivenöl erhitzen. Den Tempeh würfeln und ca. 5 Min. in der Pfanne rundum anbraten.

3. Inzwischen die Pilze putzen und würfeln. Möhre putzen und schälen, Frühlingszwiebeln putzen und in Ringe schneiden. Alles zum Tempeh rühren und gemeinsam ca. 3 Min. braten.

4. Brokkoliröschen klein schneiden, Paprikaschote halbieren, von Trennwänden und Kernen befreien, dann in Streifen schneiden. Alles in der Pfanne verrühren. Die Chilischote klein hacken und dazugeben. Den Knoblauch schälen und in die Pfanne pressen.

5. Anschließend alles mit Salz und Pfeffer abschmecken, mit Sojasoße, falls verwendet, würzen. Bei geschlossenem Deckel ca. 3 Min. köcheln lassen, dabei gelegentlich umrühren. Zum Schluss Sprossen waschen und untermengen.

6. Ingwer schälen und fein hacken. Zusammen mit Tomatenmark in einer separaten Pfanne mit restlichem Öl (1 EL) anschwitzen. Mit dem Orangensaft ablöschen, ca. 10 Min. einköcheln lassen. Falls nötig, mit Stärke (in 2 EL Wasser anrühren) binden. Mit Soja- und Chilisoße abschmecken.

7. Die Tempeh-Pfanne in Schüsseln anrichten und mit der Soße beträufeln; diese auch separat dazu reichen. Mit Sesamsamen garnieren.

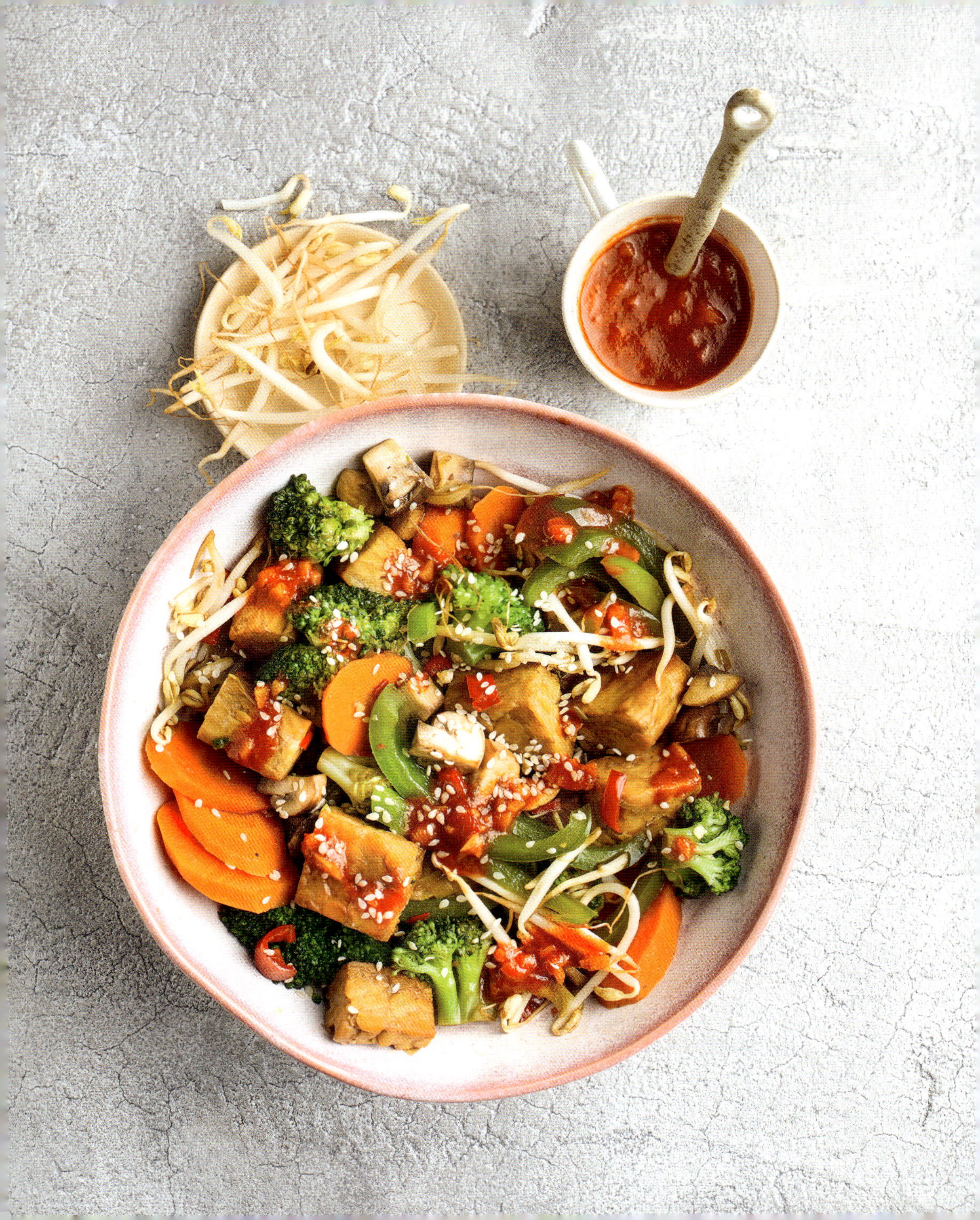

Kabeljau mit Quinoa und Kohlrabi-Gorgonzola-Soße

Für 2 Portionen
Zubereitung: 30 Min.

Nährwert pro Portion: ca. 555 kcal
40 g EW | 28 g F | 33 g KH

80 g bunte Quinoa
300 ml Gemüsebrühe
1 Zwiebel
400 g Kohlrabi
2 EL Rapsöl
2 Kabeljaufilets (à ca. 125 g, ersatzweise Schollenfilets)
Salz, Pfeffer
1 TL getr. Thymian
100 g Gorgonzola (45 % Fett i. Tr., ersatzweise Emmentaler, max. 45 % Fett i. Tr.)
2 EL gehackte Petersilie (frisch oder TK)

1. Quinoa im Sieb abbrausen und mit 160 ml Brühe in einem Topf aufkochen. Dann zugedeckt ca. 15 Min. köcheln lassen. Abschließend in ein Sieb abgießen.

2. Inzwischen Zwiebel und Kohlrabi schälen. Zwiebel fein würfeln, Kohlrabi nur etwas gröber. Die Zwiebel in einem Topf mit 1 EL Öl anbraten, den Kohlrabi kurz mitbraten. Mit der restlichen Brühe ablöschen und noch ca. 7 Min. dünsten.

3. Die Fischfilets waschen und trocken tupfen, in einer Pfanne im restlichen Öl auf jeder Seite 2–3 Min. braten. Mit Salz, Pfeffer und Thymian bestreuen. Den Gorgonzola in Stücke schneiden, unter den Kohlrabi heben und kurz erhitzen, sodass er zu einer Soße schmilzt. Zuletzt die Petersilie dazugeben.

4. Quinoa und Kabeljaufilets auf Teller verteilen. Die Kohlrabi-Käse-Soße darübergeben.

Schon gewusst?

Einige Bereiche der weltweiten Fischbestände sind stark gefährdet. Bevorzugen Sie deshalb möglichst immer Fisch aus nachhaltigem Fang und achten Sie auf die entsprechenden Siegel.

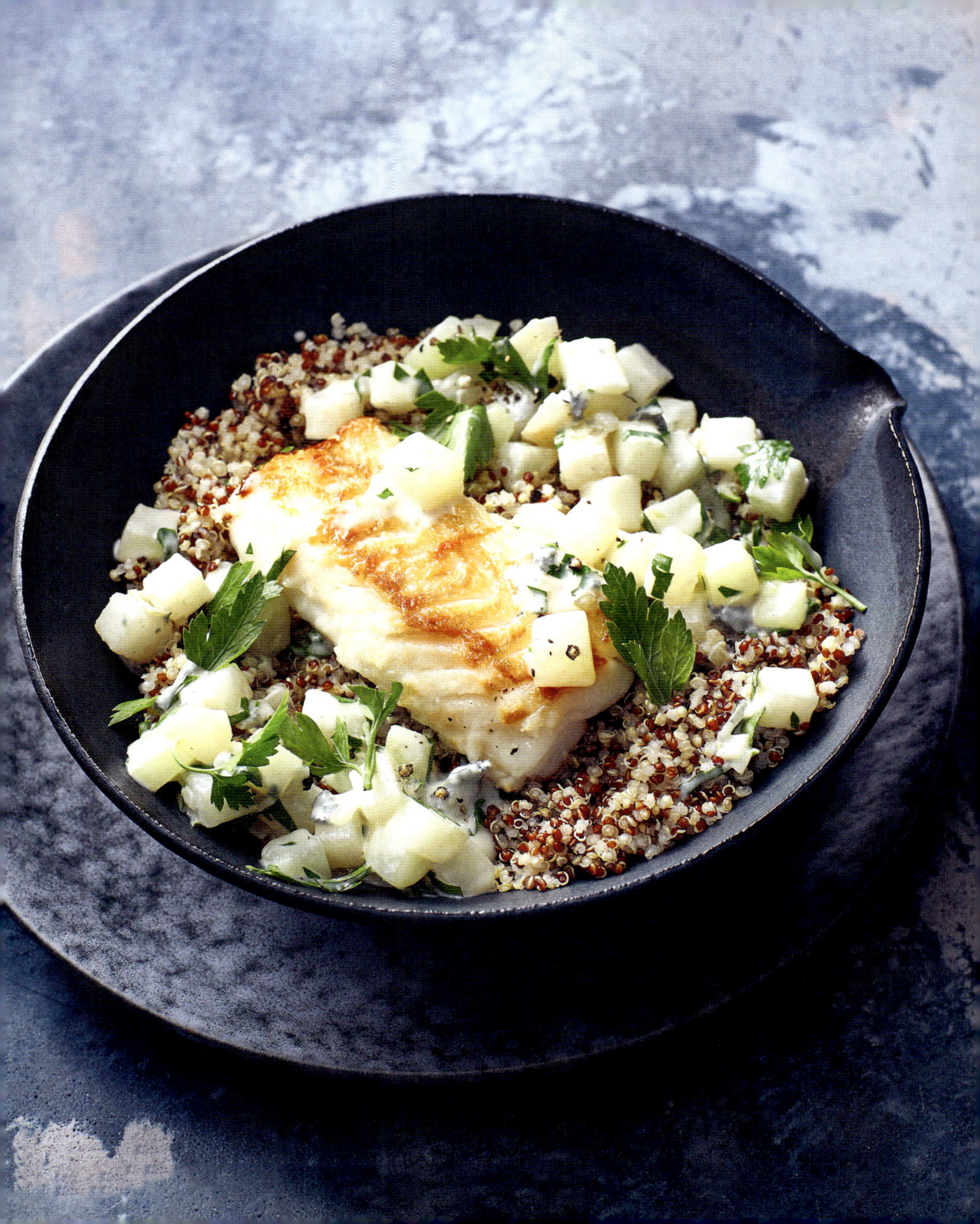

Fischspieße auf Mango-Möhren mit Kokosschaum

Für 2 Portionen
Zubereitung: 25 Min.

Nährwert pro Portion: ca. 340 kcal
30 g EW | 17 g F | 17 g KH

1 Zwiebel
250 g Möhren
½ Chilischote
½ Mango (ca. 200 g)
2 EL Rapsöl
Salz, Pfeffer
2 EL Limettensaft
200 ml Kokosmilch (aus der Dose)
300 g Rotbarschfilet (ersatzweise Lengfisch, Seelachs oder Kabeljau)

Außerdem: 4 Schaschlikspieße (Holz oder Metall)

SCHNELL · PROTEINREICH

1. Die Zwiebel schälen und fein würfeln. Die Möhren schälen und ca. 5 mm klein würfeln. Die Chilischote halbieren, von Trennwänden und Kernen befreien, fein hacken. Die Mango schälen und klein würfeln.

2. In einem Topf 1 EL Öl erhitzen und die Zwiebel darin andünsten. Möhren, Chili, Salz und Pfeffer hinzufügen. Alles ca. 8 Min. dünsten. Dann Mangostücke und 1 EL Limettensaft dazugeben. Warm halten.

3. Inzwischen in einem kleinen Topf Kokosmilch mit restlichem Limettensaft, Salz und Pfeffer ca. 4 Min. erhitzen. Anschließend mit dem Stabmixer aufschäumen.

4. Die Fischfilets waschen, trocken tupfen und ca. 3 cm groß würfeln. Diese Würfel auf Spieße stecken. Die Spieße in einer Pfanne im restlichen Öl auf jeder Seite 2–3 Min. braten, dabei leicht salzen.

5. Die Mango-Möhren auf tiefe Teller verteilen, die Fischspieße darauflegen und mit Kokosschaum beträufeln (ggf. nochmals kurz aufschäumen).

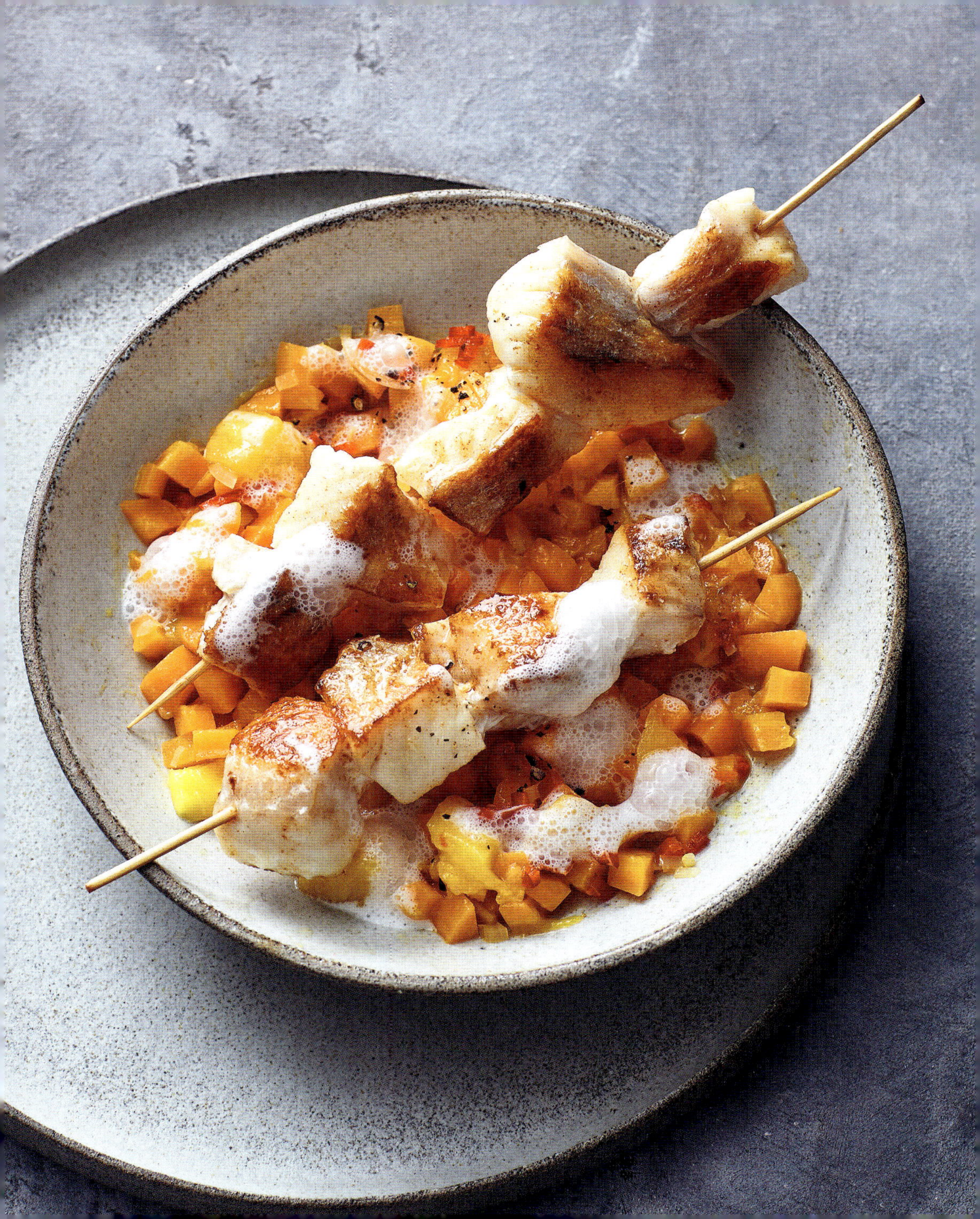

Caprese-Hähnchen

1. Eine kleine Auflaufform (15 × 15 cm) einölen, den Backofen auf 180° vorheizen.

2. Die Hähnchenbrustfilets waschen, trocken tupfen und 4–5-mal quer etwa bis zu Hälfte tief einschneiden. Den Mozzarella abtropfen lassen und in Scheiben schneiden, je nach Größe halbieren. Die Tomaten vom Stielansatz befreien, in Scheiben schneiden und je nach Größe halbieren. Je 1 Scheibe Mozzarella und Tomate in die Einschnitte des Fleisches stecken. Dieses mit Öl bepinseln und mit Salz, Pfeffer und italienischer Kräutermischung bestreuen.

3. Das Fleisch in der Auflaufform ca. 25 Min. im Ofen backen. Danach herausnehmen und kurz abkühlen lassen.

4. Inzwischen den Rucola waschen, verlesen und trocken schütteln. Kirschtomaten sowie Oliven halbieren.

5. In einer kleinen Schüssel Olivenöl, Essig, Senf und Honig verrühren. Mit Salz und Pfeffer kräftig abschmecken.

6. Die Basilikumblätter in Streifen schneiden. In einer Schüssel Rucola, Tomaten und Oliven mit dem Dressing vermischen. Auf zwei Teller verteilen, das Fleisch darauf anrichten und alles mit Basilikum bestreuen.

Für 2 Portionen
Zubereitung: ca. 45 Min.

Nährwert pro Portion: ca. 516 kcal
50 g EW | 31 g F | 8 g KH

2 Hähnchenbrustfilets (à ca. 150 g)
1 Kugel Mozzarella
2 Tomaten
1 EL Rapsöl, plus mehr für die Auflaufform
Prise Salz
Prise Pfeffer
Prise italienische Kräuter (getr. oder TK)
100 g Rucola
125 g Kirschtomaten
2 EL entsteinte grüne Oliven (ersatzweise Kalamata-Oliven)
1½ EL Olivenöl
½ EL Aceto balsamico
½ TL Senf
½ TL Honig
5–6 Basilikumblätter

Außerdem: Auflaufform (ca. 15 × 15 cm)

PROTEINREICH

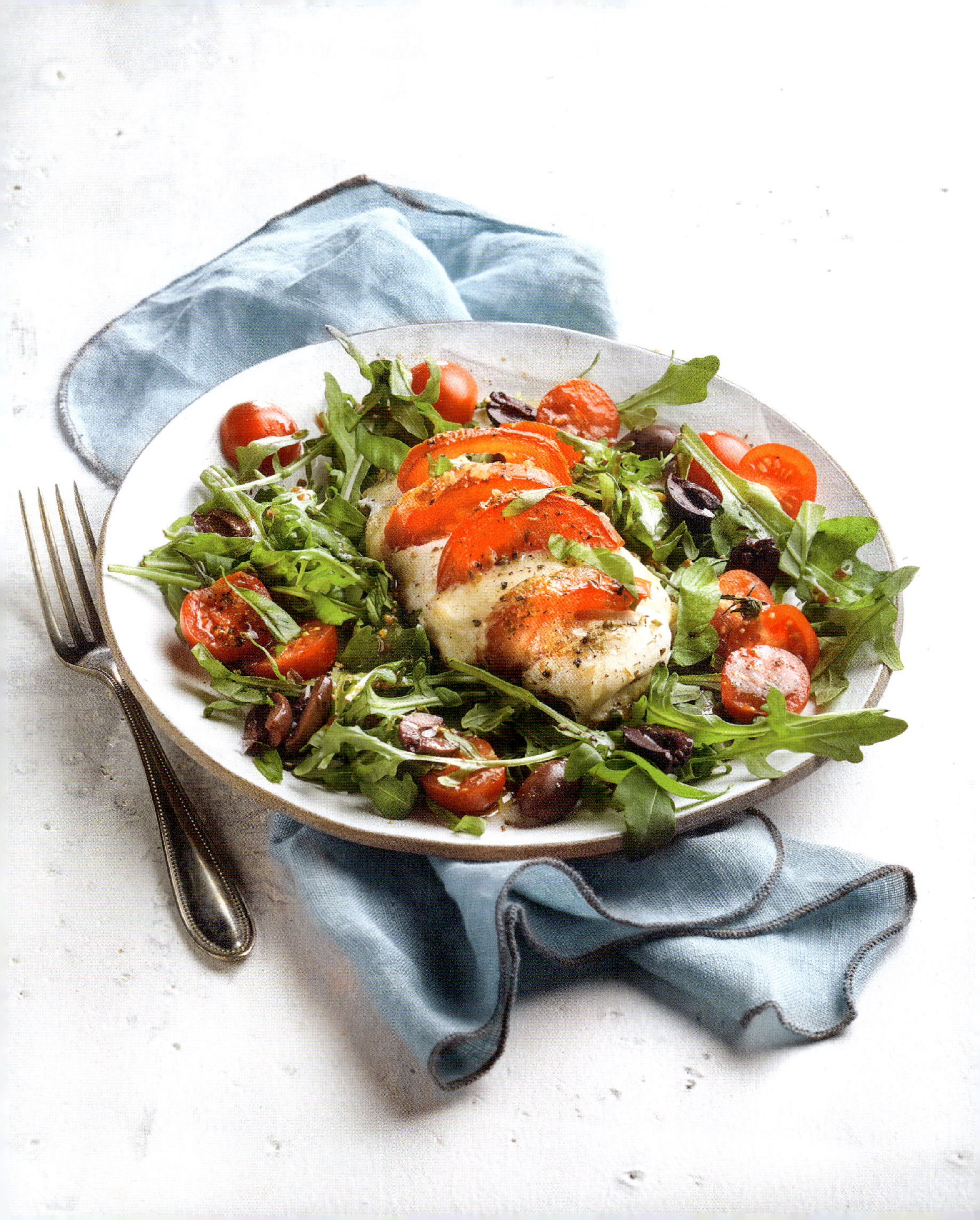

Kürbis-Linsen-Creme mit gebratenem Tofu und Salat

Für 4 Portionen
Zubereitung: ca. 15 Min.
+ ca. 60 Min. Garen

Nährwert pro Portion: ca. 210 kcal
14 g EW | 8 g F | 19 g KH

½ Butternusskürbis (ca. 800 g)
1 EL Rapsöl, plus mehr zum Bestreichen
1 Schalotte
2 Knoblauchzehen
400 ml Gemüsebrühe (ohne Salz)
100 g rote Tellerlinsen
1 Frühlingszwiebel
200 g geräucherter Tofu
Prise Salz
Prise Pfeffer
1 TL Ras el-Hanout
1 EL Zitronensaft
1 EL Tomatenmark
2 EL Sojasoße
Prise Majoran, Thymian
geräuchertes Paprikapulver
Schuss Weißwein (nach Belieben)
20 g gehackte Walnusskerne

VEGETARISCH

1. Den Backofen auf 180° vorheizen. Ein Backblech mit Backpapier auslegen.

2. Kürbis halbieren, Kerne herauskratzen. Die Haut einritzen, einölen, salzen. Mit der Schnittseite nach unten auf dem Blech ca. 60 Min. im Ofen weich garen. Schalotte und Knoblauch schälen, 15 Min. final mitbacken.

3. Inzwischen die Gemüsebrühe in einem großen Topf erhitzen. Linsen in einem Sieb abbrausen, dann ca. 10 Min. in der Brühe kochen.

4. Die Frühlingszwiebel putzen, in Ringe schneiden. Den Tofu auspressen und in dünne Scheiben schneiden.

5. Den Kürbis herausnehmen. Schalen mit einem Messer entfernen, Fruchtfleisch würfeln.

6. Schalotte und Knoblauch zerkleinern, mit Kürbis und Linsen pürieren. Mit Gewürzen, Salz und Zitronensaft abschmecken. Warm halten.

7. In einer Pfanne Tofuscheiben mit 1 EL Rapsöl ca. 5 Min. rundum anbraten. In einer Schüssel Tomatenmark mit Sojasoße, Kräutern, Gewürzen und Salz mischen, zum Tofu rühren. Mit Weißwein (falls verwendet) ablöschen.

8. Linsencreme auf Teller verteilen, mit Tofu und Frühlingszwiebel sowie Walnusskernen garnieren. Zu dieser Familienportion passt gut ein knackiger Salat mit Senf-Dill-Dressing.

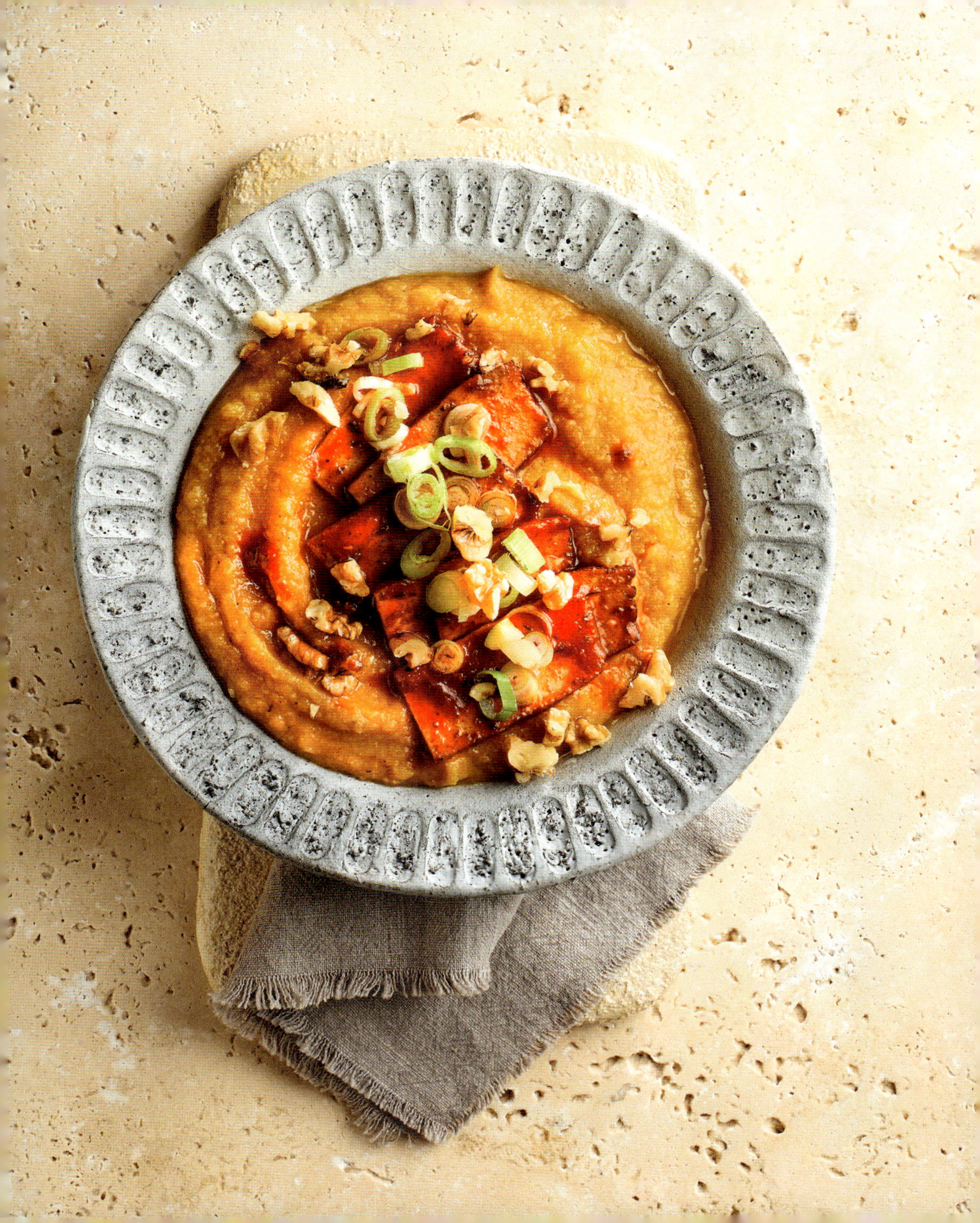

Lammhackbällchen auf Blumenkohl-Tabouleh

Für 2 Portionen
Zubereitung: 35 Min.
+ 20 Min. Garen

Nährwert pro Portion: ca. 645 kcal
36 g EW | 45 g F | 22 g KH

250 g Lammhackfleisch
Salz, Pfeffer
1 TL Harissa (scharfe Würzpaste)
1 TL Zimtpulver
1 TL gemahlener Kreuzkümmel
1 Knoblauchzehe
2 EL helle Sesamsamen
1 kleiner Kopf Blumenkohl (ca. 750 g)
2 Schalotten
1 Tomate
4 Stängel Koriandergrün
½ Bund Petersilie
2 ½ EL Olivenöl
1 TL Chiliflocken
3 Stängel Minze
Saft und Abrieb von ½ Bio-Orange
150 g Joghurt (3,5 % Fett)

PROTEINREICH

1. Den Backofen auf 200° vorheizen. Ein Backblech mit Backpapier auslegen.

2. Hackfleisch in einer Schüssel mit Salz, Pfeffer, Harissa, Zimt und Kreuzkümmel bestreuen. Den Knoblauch schälen und dazupressen. Alles vermengen, aus der Masse mit feuchten Händen 10 Bällchen formen. Diese in Sesamsamen wälzen. Nebeneinander auf dem Blech im Ofen in 18–20 Min. knusprig garen.

3. Inzwischen den Blumenkohl in Röschen teilen, äußere Blätter entfernen. Den Strunk schälen. Röschen und Strunk in der Küchenmaschine auf Reiskorngröße zerkleinern. (Alternativ fein raspeln.) Die Schalotten schälen und fein würfeln. Die Tomate klein würfeln, dabei Stielansatz entfernen. Koriander- und Petersilienblätter abzupfen, fein hacken.

4. Blumenkohlreis und Schalotten in einer Pfanne mit 2 EL Öl 5–6 Min. andünsten. Dann Tomate, Koriander und Petersilie hinzufügen. Mit Chili, Salz und Pfeffer abschmecken, warm halten.

5. Für den Dip Minzblätter abzupfen und mit Joghurt, 1 EL Orangenabrieb, 5 EL Orangensaft sowie restlichem Öl verrühren.

6. Das Blumenkohl-Tabouleh auf Teller verteilen. Die Hackbällchen daraufsetzen, den Dip dazu reichen.

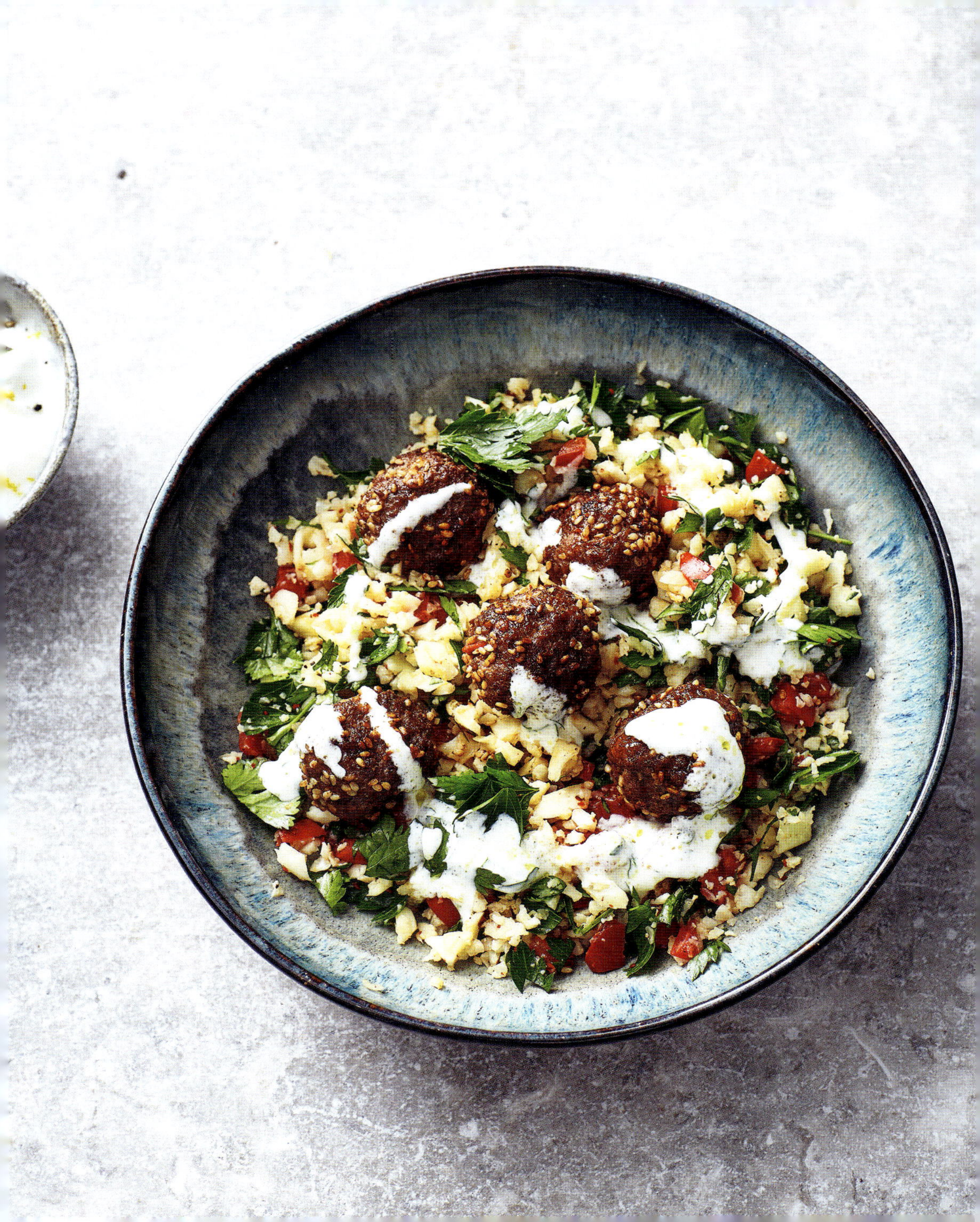

Kapernäpfel und Oliven, im Backofen geröstet

Für 2 Portionen
Zubereitung: 20 Min.

Nährwert pro Portion: ca.155 kcal
1 g EW | 12 g Fett | 10 g KH

30 g Kapernäpfel
20 g schwarze entsteinte Oliven
1 Bio-Limette
1 EL Olivenöl
1 EL Ahornsirup
1 Msp. Chiliflocken
Salz
½ TL Oregano
2 EL gehackte glatte Petersilie

1. Den Backofen auf 180° (Umluft) vorheizen. Ein Backblech mit Backpapier auslegen.
2. Kapernäpfel und Oliven im Sieb gründlich abtropfen lassen. Dann vermischt auf dem Backblech verteilen.
3. Die Limette heiß abwaschen, trocken reiben und etwas Schale abreiben. Die Limette auspressen. Etwas Saft und Abrieb, Öl, Ahornsirup mit Chilipulver und Salz in einer Schüssel glatt zu einer Marinade vermengen.
4. Kapernäpfel und Oliven mit der Marinade beträufeln und ca. 15 Min. im Backofen (oben) rösten.
5. Den Knabbermix abkühlen lassen. Dann in eine Schüssel füllen und mit der gehackten Petersilie garnieren.

SCHNELL · VEGETARISCH

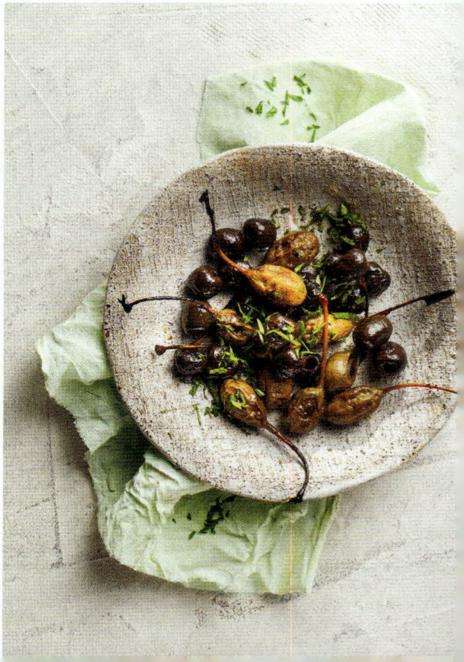

Schon gewusst?

Schmeckt auch sehr gut, wenn man den Mix gemeinsam mit 60 g Schafskäse (z. B. Feta) im Ofen backt.

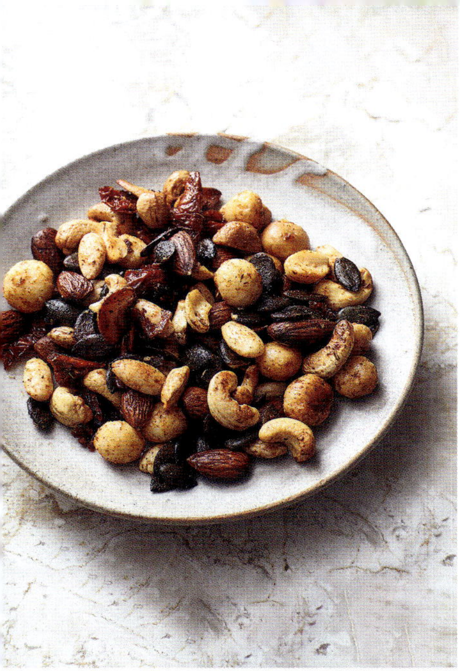

Mediterraner Nuss-Snack

Für 8 Portionen
Zubereitung: 10 Min.
+ 20 Min. Backen

Nährwert pro Portion: ca. 195 kcal
5 g EW | 16 g F | 7 g KH

50 g Mandeln
50 g Cashewkerne
50 g Macadamianusskerne
50 g Kürbiskerne
25 g halbgetr. Tomaten
2 EL Olivenöl
2 TL Ahornsirup
2 TL getr. Oregano
1 TL Knoblauchpulver
2 TL Paprikapulver edelsüß
1 TL getr. Thymian
1 TL Chilipulver
Salz, Pfeffer

1. Den Backofen auf 160° vorheizen. Ein Backblech mit Backpapier auslegen.

2. Mandeln, Cashewkerne, Macadamiannuss- und Kürbiskerne in eine Schüssel geben. Die Tomaten in Streifen schneiden, mit den restlichen Zutaten gründlich mischen.

3. Mix auf dem Blech verteilen und im Ofen ca. 20 Min. backen, nach 10 Min. durchwenden. Den Nuss-Snack aus dem Ofen nehmen und abkühlen lassen. Anschließend luftdicht verpacken, so ist der Snack mehrere Wochen haltbar.

SCHNELL · VEGETARISCH

Schon gewusst?

Wem geschälte Nusskerne zu eintönig im Aroma sind, liegt mit dieser mediterranen Version richtig! Die kleinen Power-Pakete liefern reichlich gesunde Fette und wertvolles Pflanzeneiweiß.

Auberginen-Dip

Für 2 Portionen
Zubereitung: 10 Min.
+ 30 Min. Backen

Nährwert pro Portion: ca. 234 kcal
5 g EW | 19 g F | 9 g KH

1 Aubergine (350 g)
2 EL Olivenöl
1 Knoblauchzehe
1 Handvoll glatte Petersilienblätter
1 Handvoll Minzblätter
2 EL Granatapfelkerne
1 EL Tahini (Sesampaste)
1 EL Zitronensaft
Salz, Pfeffer
1 Prise gemahlener Kreuzkümmel
1 EL helle Sesamsamen

1. Den Backofen auf 200° Umluft vorheizen. Ein Backblech mit Backpapier auslegen.

2. Aubergine putzen, halbieren und Schnittfläche einritzen. Diese mit 1 EL Öl einpinseln. Die Hälften mit der Schnittfläche nach unten auf das Backblech legen. Die Auberginen etwa 30 Min. im Ofen backen, bis das Fruchtfleisch weich ist und die Haut zusammenfällt.

3. Inzwischen den Knoblauch schälen und fein hacken. Die Petersilien- und Minzblätter fein hacken. Den Granatapfel halbieren und die Kerne aus den Trennhäuten lösen (unter Wasser).

4. Die Auberginen herausnehmen, kurz abkühlen lassen. Das Fruchtfleisch mit einem Löffel in einen hohen Mixbecher auskratzen. Mit Tahini, Knoblauch, Zitronensaft, Salz, Pfeffer und Kreuzkümmel per Stabmixer 2 Min. cremig mixen.

5. Auberginen-Dip in einer Schale mit Petersilie, Minze, Sesam und Granatapfelkernen garnieren.

VEGETARISCH

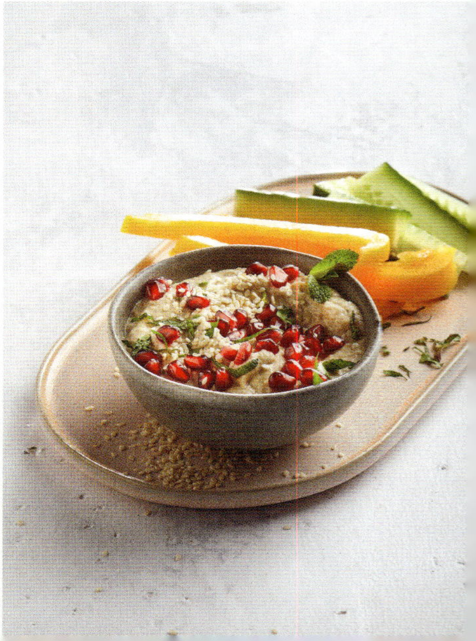

Schon gewusst?

Passt zu Gemüsesticks, schmeckt als Brotaufstrich oder als Grilldip zu Fisch, Fleisch oder gegrilltem Gemüse.

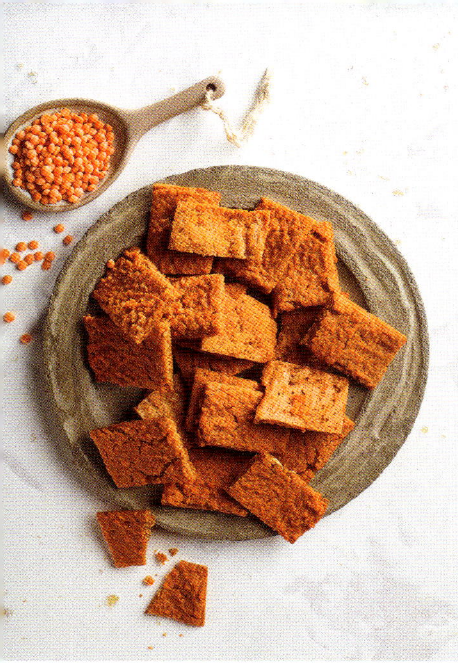

Linsenchips mit Paprika

Für 1 Blech

Zubereitung: 15 Min.
+ 3 Std. Einweichen/45 Min. Backen

Nährwert pro Portion: ca. 658 kcal
34 g EW | 23 g F | 76 g KH

120 g getr. rote Linsen
Saft von ½ Zitrone
2 EL Sesamöl
1 Knoblauchzehe
2 TL Paprikapulver edelsüß
½ TL Paprikapulver scharf
Salz, Pfeffer

VEGETARISCH PROTEINREICH

1. Die Linsen in einer Schale mit reichlich Wasser bedeckt 3 Std. einweichen.

2. Dann abgießen, mit frischem Wasser abspülen und in einen Standmixer füllen. Den Zitronensaft zu den Linsen gießen. Den Backofen auf 180° vorheizen. Ein Backblech mit Backpapier auslegen und dem Öl bepinseln.

3. Den Knoblauch schälen und mit den Gewürzen sowie Salz zu den Linsen geben. Mit 75 ml Wasser alles zu einer feinen Masse pürieren. Diese gleichmäßig auf dem Blech verteilen und 20 Min. im Ofen backen.

4. Herausnehmen und in gleich große Rechtecke schneiden. Die Chips weitere 25 Min. knusprig backen. Vor dem Servieren kurz abkühlen lassen.

Fruchtleder-Röllchen

Für 1 Blech
Zubereitung: 5 Min.
+ 4 Std. Trocknen

Nährwert pro Portion: ca. 356 kcal
6 g EW | 6 g F | 82 g KH

500 g TK-Himbeeren
4 Datteln
200 g Apfelmus

VEGETARISCH

1. Den Ofen auf 80° vorheizen und ein Backblech mit Backpapier belegen.

2. Die Himbeeren auftauen, überschüssige Flüssigkeit abgießen. Die Beeren mit allen weiteren Zutaten in einem Mixer zu einer feinen, zähflüssigen Masse pürieren.

3. Das Obstmus gleichmäßig auf dem Blech verteilen (max. 0,5 cm hoch) und glatt verstreichen. Das Blech ca. 4 Std. im Ofen lassen und diesen einen Spalt geöffnet halten (z. B. einen Kochlöffel in die Tür klemmen), damit die Feuchtigkeit entweichen kann.

4. Sobald die Oberfläche fest ist und nicht mehr klebt, ist das Fruchtleder fertig.

Schon gewusst?

Das Fruchtleder zur Aufbewahrung in Streifen schneiden und diese aufrollen oder in Streifen mit Backpapier dazwischen in Frischeboxen aufbewahren. An einem dunklen Ort hält es sich so mehrere Monate.

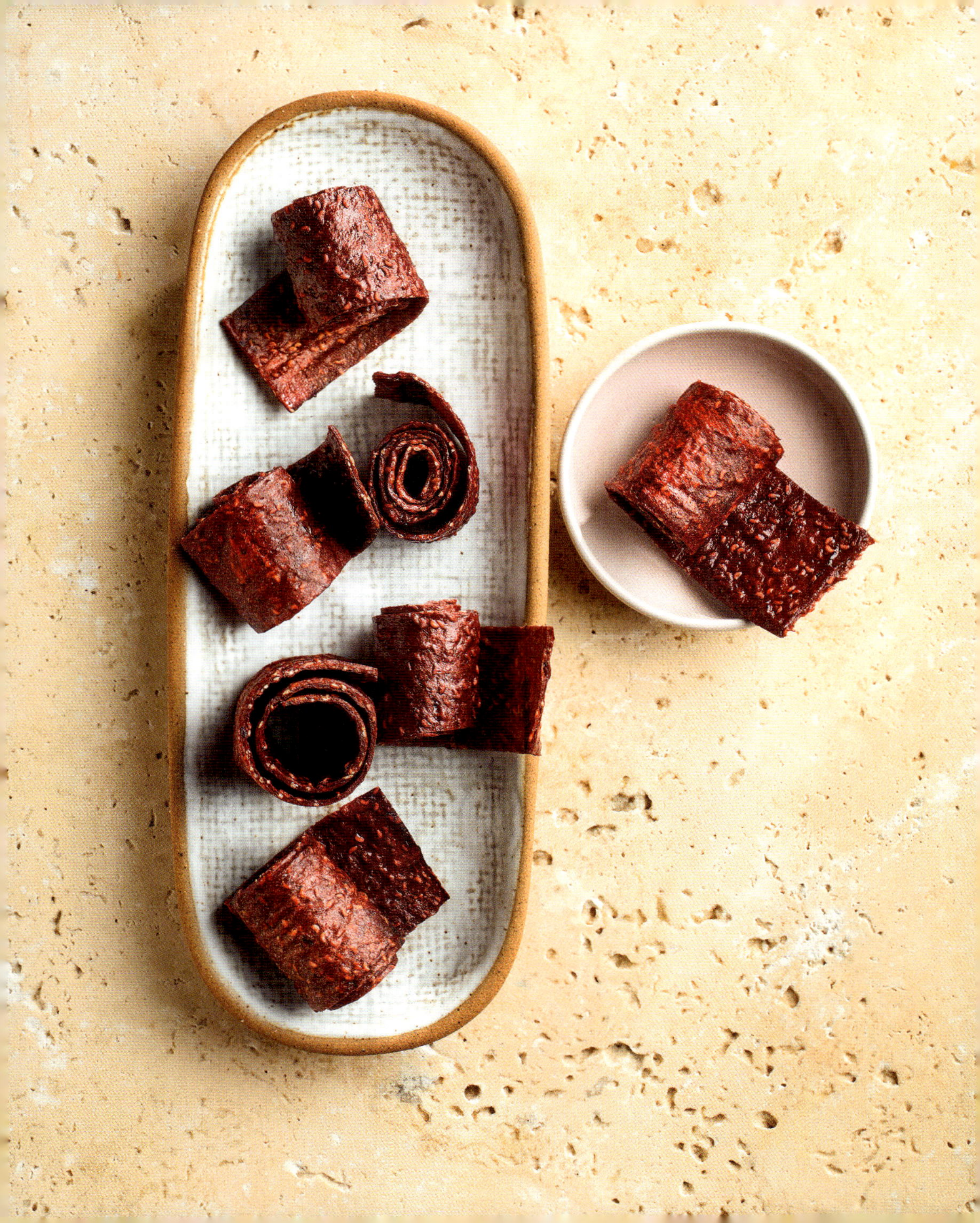

Power-Proteinriegel

1. Den Backofen auf 160° vorheizen. Eine Backform (ca. 25 × 25 cm) mit Backpapier auslegen.

2. In einer Rührschüssel gemahlene Mandeln und Haselnusskerne mit Hafermehl vermischen. Die Datteln entsteinen. In einem Mixer Datteln, Erdnussbutter und Mandeldrink pürieren, anschließend unter die trockene Mischung in der Schüssel mengen.

3. Die Schokolade klein hacken und unter die Masse heben. Leicht salzen und erneut durchrühren. Die Nusskerne gemeinsam in kleine Stücke hacken.

4. Die Masse in die Backform füllen und oben glatt streichen. Mit Nuss-Topping sowie Kakao-Nibs bestreuen und 15–20 Min. im Ofen backen.

5. Anschließend herausnehmen, lauwarm abkühlen lassen. Dann in Riegel schneiden und aus der Form heben. Die Riegel in einer luftdichten Frischebox aufbewahren und innerhalb von einer Woche verbrauchen.

Ergibt 8 Riegel
Zubereitung: 10 Min.
+ ca. 20 Min. Backen

Nährwert pro Portion: ca. 187 kcal
5 g EW | 13 g F | 12 g KH

50 g gemahlene Mandeln (mit Schale)
50 g gemahlene Haselnusskerne
50 g Hafermehl
6 Datteln (ca. 45 g)
50 g stückige Erdnussbutter
250 ml ungesüßter Mandeldrink
30 g zuckerfreie Zartbitterschokolade
Meersalzflocken
20 g Cashewkerne
20 g Mandeln (mit Schale)
20 g Haselnusskerne
Kakao-Nibs

Außerdem: Backform (ca. 25 × 25 cm)

Schon gewusst?

Beim Formen der Riegelmasse hilft auch eine Silikonbackform, die passende Mulden hat. Darin können die Riegel auch direkt gebacken werden.

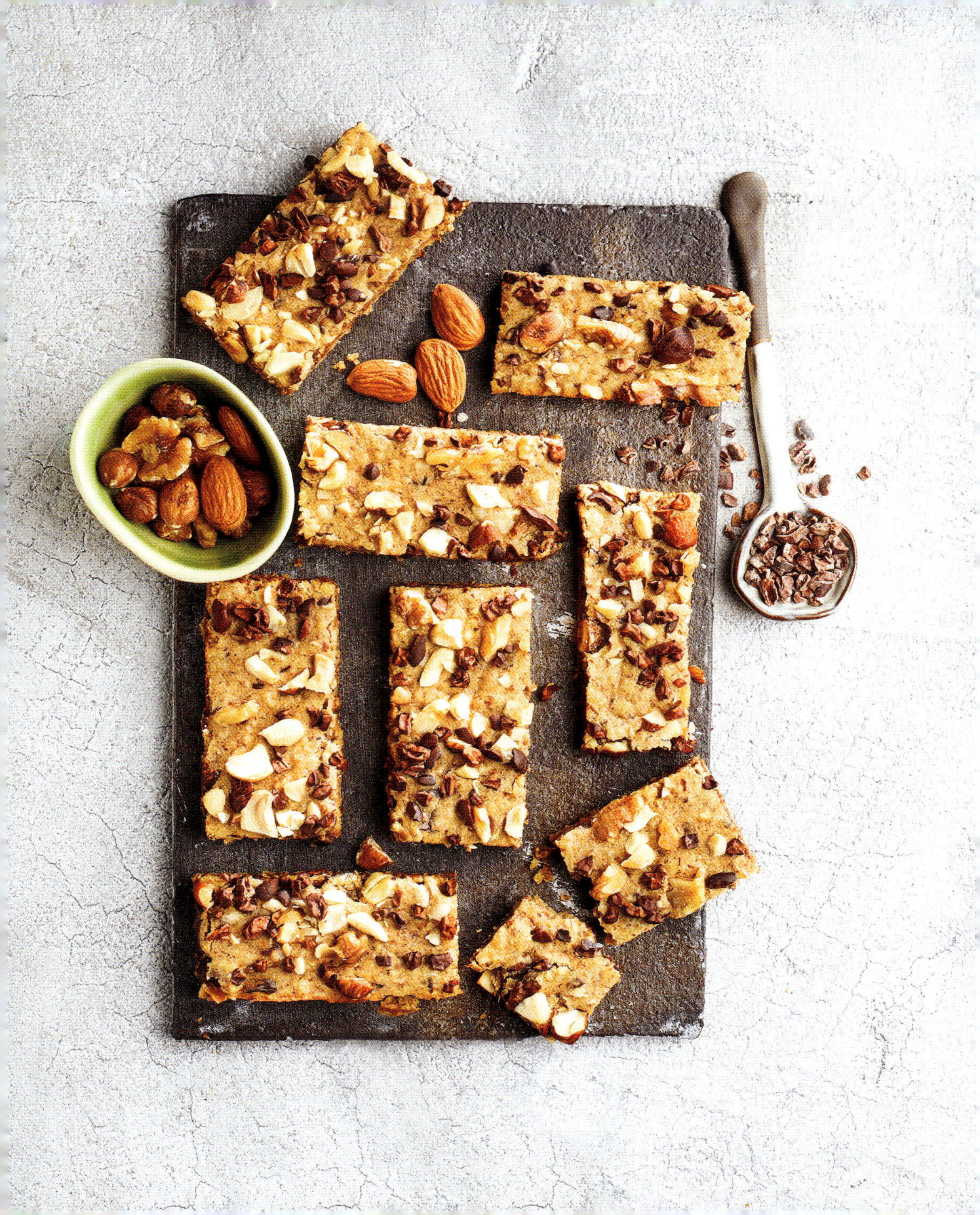

Like Bounty

Ergibt 10–12 Riegel oder 15 Balls
Zubereitung: ca. 15 Min.
+ 90 Min. Kühlen

Nährwert pro Portion: ca. 215 kcal
4 g EW | 18 g F | 9 g KH

200 g Kokosraspeln
200 ml cremige, ungesüßte Kokosmilch
50 g gemahlene Mandeln
(mit Schale, ersatzweise 75 g feines Kokosmehl)
2 EL Agavendicksaft
200 g zuckerfreie Zartbitterschokolade
1 TL Kokosöl

VEGETARISCH

1. In einer Rührschüssel Kokosraspel, -milch, gemahlene Mandeln und Agavendicksaft vermengen. Zu einem geschmeidigen Teig kneten.

2. Aus der Masse mit angefeuchteten Händen 10–12 gleichmäßige Riegel oder walnussgroße Energiebällchen formen. Diese auf Backpapier mind. 60 Min. in den Kühlschrank stellen.

3. Sind die Riegel (oder Balls) fest geworden, Schokoladendrops und Kokosöl in einer Schüssel über dem heißen Wasserbad langsam schmelzen lassen. Die Glasur durchrühren.

4. Das Like Bounty einzeln in die flüssige Schokolade tauchen. Auf einem Kuchengitter auf einem Blech ca. 30 Min. an einem kühlen Ort (nicht im Kühlschrank) fest werden lassen.

Schon gewusst?

Wer sich das Hacken der Schokolade sparen will, kann auch zuckerfreie Schokodrops besorgen!

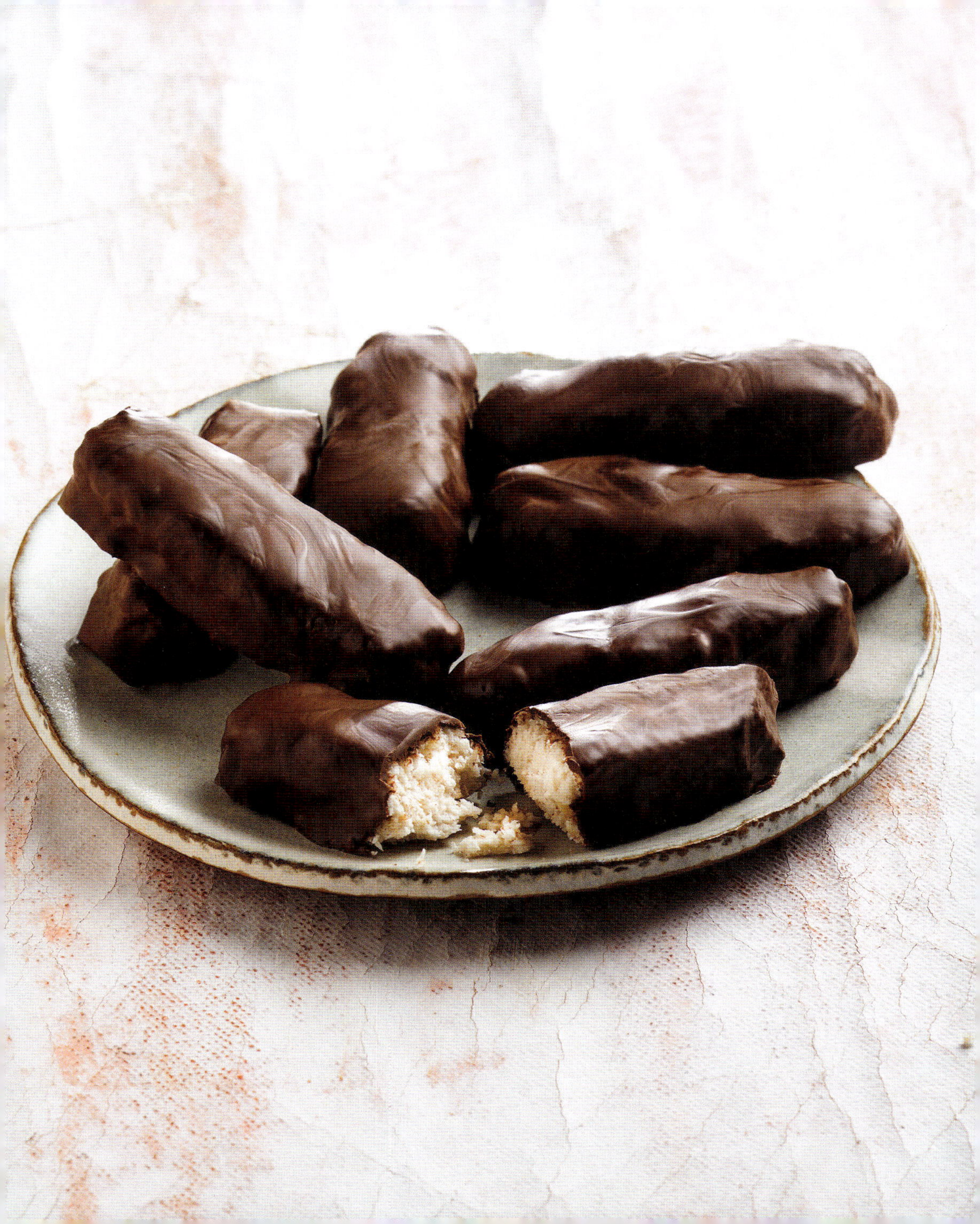

Caffè-Latte-Eis am Stiel

1. Die Dose Kokosmilch öffnen und nur die feste Kokoscreme entnehmen (ca. 75 g; Rest anderweitig verwenden, z. B. für Porridge oder zum Mixen eines Drinks). Die feste Kokoscreme in einem Topf unter Rühren erhitzen. Vanille und Ahornsirup hinzufügen. Alles kurz aufkochen, dann den Espresso mit einem Schneebesen gleichmäßig unterrühren.

2. Die Mischung auf Espressotassen verteilen und im Tiefkühlfach in ca. 45 Min. anfrieren lassen. Dann die Tassen herausnehmen und jeweils 1 Eis-am-Stiel-Stäbchen in die schon etwas gefrorene Masse stecken. Das Eis im Tiefkühlfach noch ca. 2 Std. tiefkühlen. Kurz vor dem Servieren herausnehmen.

Für 2 Portionen

Zubereitung: 10 Min.
+ 2 Std. 45 Min. Tiefkühlen

Nährwert pro Portion: ca. 105 kcal
1 g EW | 1 g F | 8 g KH

200 ml Kokosmilch (aus der Dose, nicht schütteln!)
1 Msp. gemahlene Vanille
1 EL Ahornsirup
25 ml starker Espresso

Außerdem: 2 Eis-am-Stiel-Stäbchen (aus Holz oder Plastik)

VEGETARISCH

Schon gewusst?

Solch einen tiefgekühlten Hingucker können Sie sich gern an einigen Tagen als Dessert gönnen. Denn kaum etwas ist demotivierender als der Gedanke, Sie müssten auf etwas verzichten!

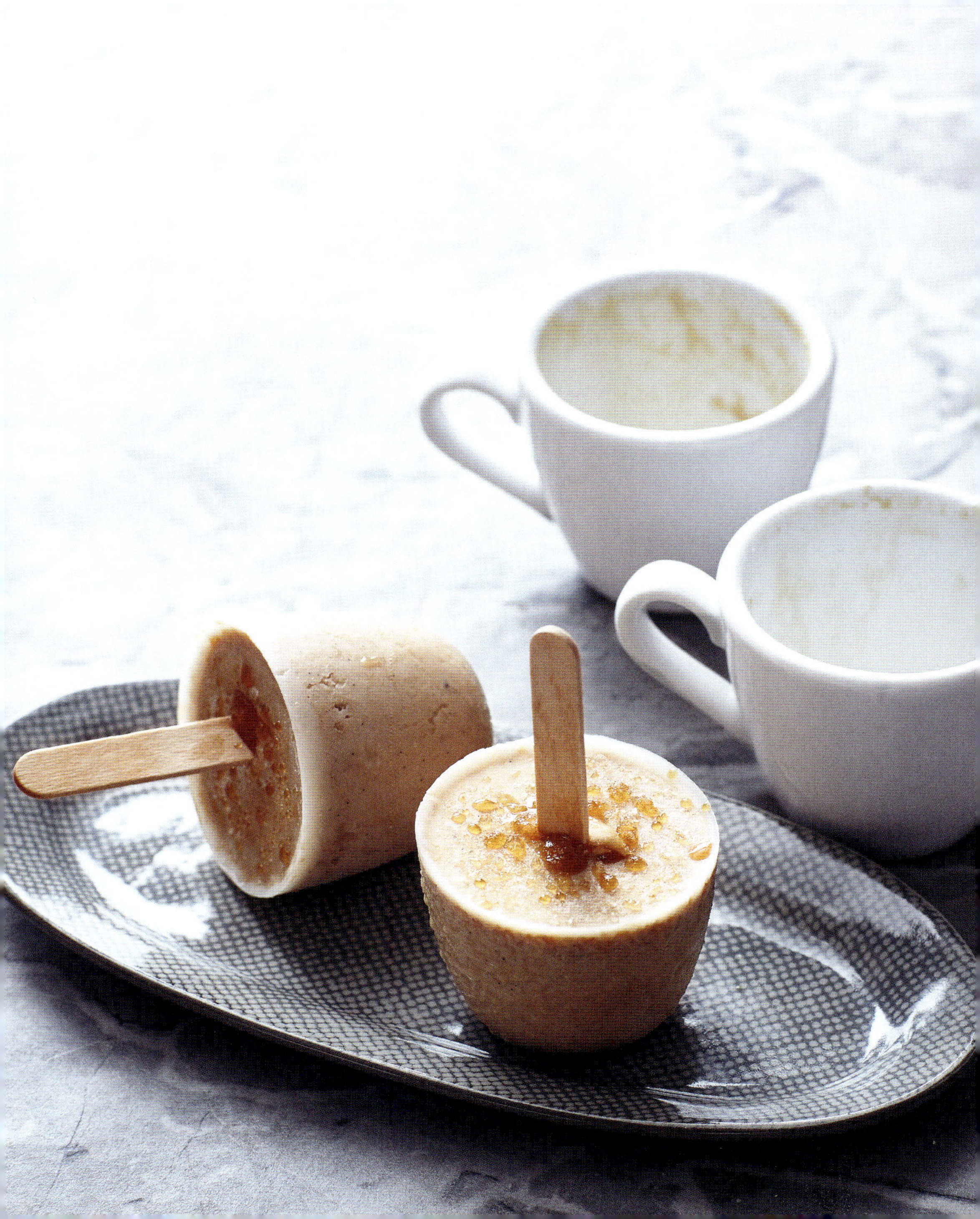

Quellen

1 Vgl. Stiftung Warentest (Hg.): »Da helfen keine Pillen«, *Test* 2 (2014), S. 20 ff.

2 Vgl. N. N.: »Wegovy«, https://www.ema.europa.eu/en/medicines/human/EPAR/wegovy.

3 Vgl. Berit Uhlmann: »Abnehmspritzen überall«, SZ, 31.08.2023, https://www.*sueddeutsche.de*/gesundheit/abnehmen-medikamente-wegovy-alternativen-1.6181251?reduced=true].

4 Vgl. Nadine Eckert: »Adipositastherapie: Erstmals ein wirksames Abnehmmedikament«, *Dtsch Ärztebl* 33–34 (2023), https://www.aerzteblatt.de/archiv/233456/Adipositastherapie-Erstmals-ein-wirksames-Abnehmmedikament; Jennifer Evans, Daniela Hüttemann: »Hype um Abnehm-Spritzen hat uns überrumpelt«, *PZ*, 30.09.2023, https://www.pharmazeutische-zeitung.de/hersteller-hype-um-abnehm-spritzen-hat-uns-ueberrumpelt-142694/seite/2/?cHash=74db8fa-8833d6aa65887cdb404a58671.

5 Vgl. Europäische Kommission (Hg.): »Anhang 1: Zusammenfassung der Merkmale des Arzneimittels«, https://ec.europa.eu/health/documents/community-register/2022/20220106154093/anx_154093_de.pdf, S. 12.

6 Vgl. Stefan Korsatko, Lene Jensen, Martina Brunner et al.: »Effect of once-weekly semaglutide on the counterregulatory response to hypoglycaemia in people with type 2 diabetes: A randomized, placebo-controlled, double-blind, crossover trial« *Diabetes Obes Metab* 20 (2018), S. 2565–2573, https://www.ncbi.nlm.nih.gov/pmc/articles/PMC6221089/.

7 Vgl. Europäische Kommission (Hg.), a. a. O. S. 11.

8 Vgl. ebd. S. 12.

9 Vgl. ABDATA Pharma-Daten-Service: Beipackzettel von WEGOVY 0,25 mg FlexTouch Injektionslsg.Fertigpen, https://www.apotheken-umschau.de/medikamente/beipackzettel/wegovy-025-mg-flextouch-injektionslsgfertig-pen-18299293.html?file=c1610a3d5b242ec2c7e-79a10bf0a6c0f.

10 Vgl. Europäische Kommission (Hg.), a. a. O. S. 3.

11 Vgl. N.N.: »Adipositas: Semaglutid und Liraglutid können schwere gastrointestinale Komplikationen auslösen«, *aerzteblatt.de*, 06.10.2023, https://www.aerzteblatt.de/nachrichten/146457/Adipositas-Semaglutid-und-Liraglutid-koennen-schwere-gastrointestinale-Komplikationen-ausloesen?rt=069710143130cfc3dcb40ccb355e307a.

12 Vgl. Europäische Kommission (Hg.), a. a. O. S. 8.

13 Vgl. N. N.: »Fragen und Antworten zu Adipositas, Bauchfett, Corona«, März 2022, https://adipositas-gesellschaft.de/ueber-adipositas/fragen-und-antworten/#:~:text=Zum%20anderen%20gibt%20es%20auch,60%20Milliarden%20Euro%20pro%20Jahr.

14 Vgl. N. N.: »Effekt von Semaglutid auf kardiovaskuläre Erkrankungen«, 11.11.2023, https://www.sciencemediacenter.de/alle-angebote/research-in-context/details/news/effekt-von-semaglutid-auf-kardiovaskulaere-erkrankungen/.

15 Vgl. N. N.: »Adipositas: Semaglutid in der Sekundärprophylaxe nach Herz-Kreislauf-Ereignissen wirksam«, *arzteblatt.de*, 13.11.2023, https://www.aerzteblatt.de/nachrichten/147306/Adipositas-Semaglutid-in-der-Sekundaerprophylaxe-nach-Herz-Kreislauf-Ereignissen-wirksam?rt=66b7fe0a413bcdb7997395e10e94a5d8.

16 Vgl. Eckert, Adipositastherapie, a. a. O.

17 Vgl. Juliane Kipper: »Abnehmspritze: Novo Nordisk erhält Konkurrenz aus China«, *Capital*, 17.08.2023, https://www.capital.de/wirtschaft-politik/abnehmspritze--novo-nordisk-erhaelt-konkurrenz-aus-china-33745488.html.

18 Vgl. Eckert, Adipositastherapie, a. a. O.

19 Vgl. Dominik Feldges: »Enttäuschte Patienten, aufgebrachte Ärzte: Novo Nordisk, der Anbieter der neuen Spritzen zum Abnehmen, kommt mit Produzieren nicht nach«, *NZZ*, 03.11.2023, https://www.nzz.ch/wirtschaft/spritzen-gegen-uebergewicht-saxendawegovy-sind-ueberall-mangelware ld.1763765.

20 Vgl. Sandra Piontek: »Semaglutid: Auch als Tablette gegen Übergewicht«, 07.07.2023, https://www.apotheke-adhoc.de/nachrichten/detail/pharmazie/semaglutid-auch-als-tablette-gegen-uebergewicht/.

21 Vgl. N. N.: »Adipositas: Rasche Gewichtszunahme nach dem Absetzen von Tirzepatid«, ärzte-blatt.de, 13.12.2023, https://www.aerzteblatt.de/nachrichten/147984/Adipositas-Rasche-Gewichtszunahme-nach-dem-Absetzen-von-Tirzepatid?rt=66b7fe0a413bcdb7997395e10e94a5d8.

22 Vgl. Europäische Kommission (Hg.), a. a. O. S. 12.

23 Vgl. ABDATA Pharma-Daten-Service, a. a. O.

24 Vgl. Ruth Ellenberger: »Diät bei GLP-1-Analoga: Warum die Ernährungsberatung unerlässlich ist«, 13.07.2023, https://ernaehrungszentrum.ch/2022/07/13/diaet-bei-glp-1-analoga-warum-die-ernaehrungsberatung-unerlaesslich-ist.

25 Vgl. N. N.: »Verzehr von rotem Fleisch könnte Diabetesrisiko erhöhen«, *aerzteblatt.de*, 20.10.2023, https://www.aerzteblatt.de/nachrichten/146798/Verzehr-von-rotem-Fleisch-koennte-Diabetesrisiko-erhoehen.

26 Vgl. N. N.: »PREDIMED-Studie: Fette machen schlanker«, *aerzteblatt.de*, 08.06.2023, https://www.aerzteblatt.de/nachrichten/68057/PREDIMED-Studie-Fette-machen-schlanker.

27 Vgl. ebd.

28 Vgl. Thomas Skurk, Anja Bosy-Westphal, Arthur Grünerbel et al.: »Empfehlungen zur Ernährung von Personen mit Diabetes mellitus Typ 2«, *Diabetologie* 18 (2022), S. 449–481, https://www.ncbi.nlm.nih.gov/pmc/articlesPMC9122085/.

29 Vgl. N. N.: »Kurzkettige Fettsäuren aus dem Darmmikrobiom sind essentiell für Darmepithel, Immun- und Nervensystem«, https://www.imd-berlin.de/fachinformationen/diagnostikinformationen/300-399/356-scfa-kurzkettige-fettsaeuren-aus-dem-darmmikrobiom-sind-essentiell-fuer-darmepithel-immun-und-nervensystem.

30 Vgl. N. N.: »Abnehmen durch gutes Kauen?«, *Ärztezeitung*, 02.10.2011, https://www.aerztezeitung.de/Medizin/Abnehmen-durch-gutes-Kauen-343875.html.

31 Vgl. Christina Hohmann-Jeddi: »Was beim Sport zu beachten ist«, PZ, 30.06.2011, https://www.pharmazeutische-zeitung.de/ausgabe-262011/was-beim-sport-zu-beachten-ist.

32 Vgl. Hidetaka Hamasaki: »Exercise and glucagon-like peptide-1: Does exercise potentiate the effect of treatment?«, *World J Diabetes* 9 (2018), S. 138–140, https://www.ncbi.nlm.nih.gov/pmc/articles/PMC6107470/.

Abrufdatum für sämtliche Links: 21.12.2023

Links, die weiterhelfen

Die nächstgelegenen Ernährungsprofis: Bundesverband Deutscher Ernährungsmediziner e. V.
www.bdem.de

Erste professionelle ernährungsmedizinische App, die aufklärt und zeigt, wie man sich gesünder ernährt und seine Essgewohnheiten ändert. Mit Ernährungstagebuch, Analyse und Identifizierung der wichtigsten Optimierungsbereiche.
App MyFoodDoctor

Erläuterungen und Empfehlungen für den täglichen Bedarf an Eiweiß, Kohlenhydraten etc. bietet die Deutsche Gesellschaft für Ernährung.
https://www.dge.de

Rezeptregister

MEHR ENERGIE, MEHR WOHLBEFINDEN!

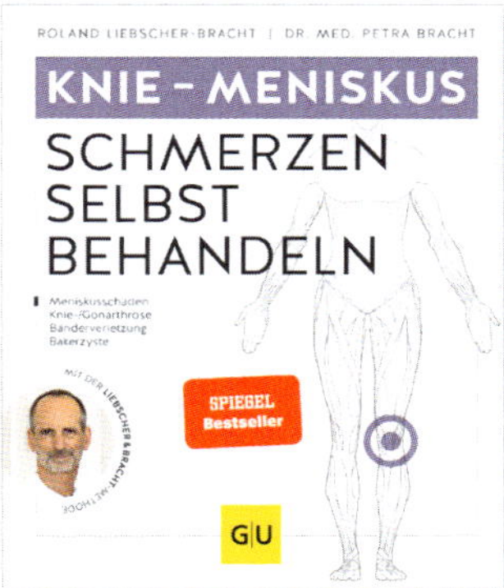

ISBN 978-3-8338-7250-1

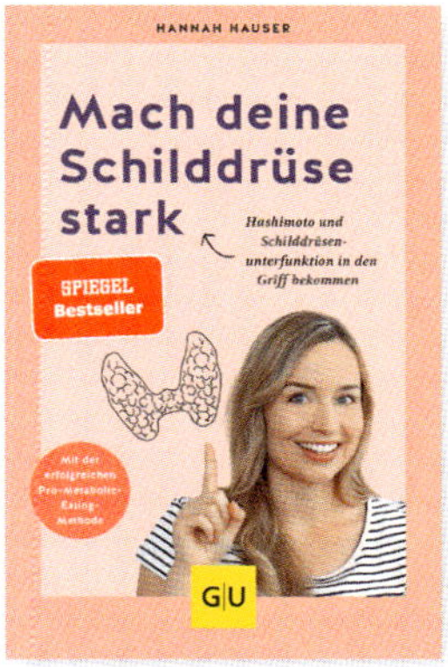

ISBN 978-3-8338-8608-9

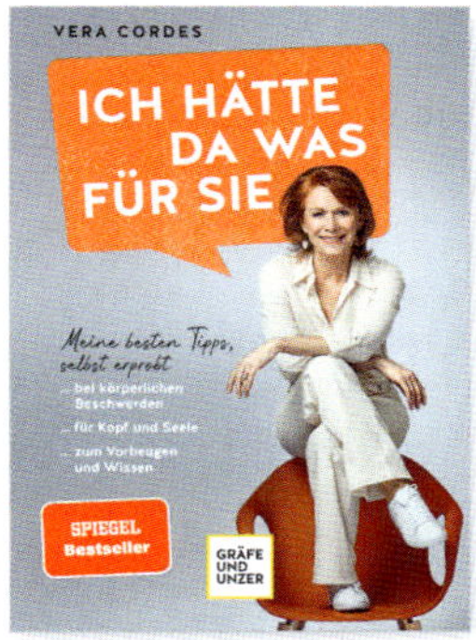

ISBN 978-3-8338-7972-2

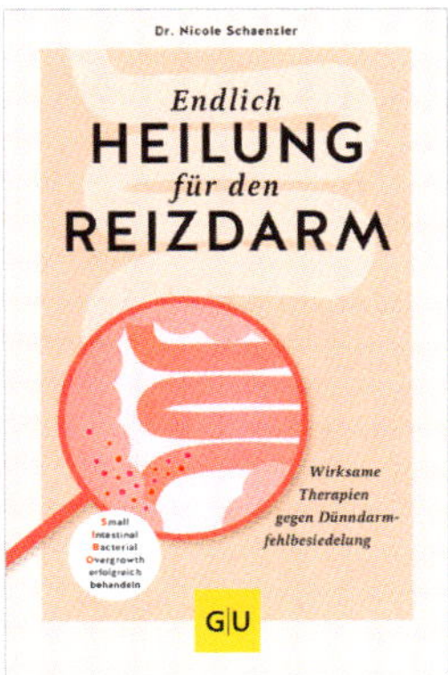

ISBN 978-3-8338-8607-2

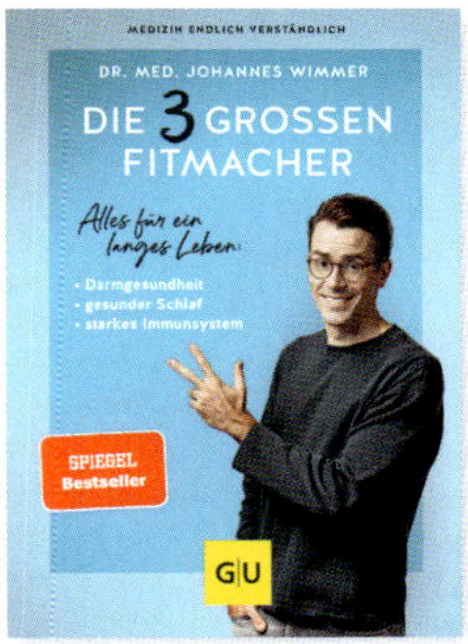

ISBN 978-3-8338-7873-2

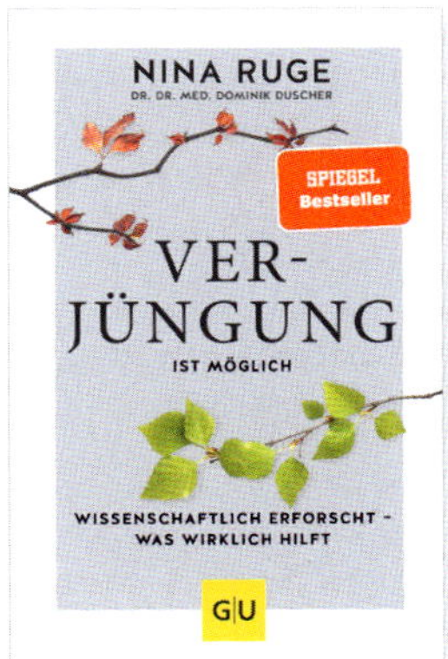

ISBN 978-3-8338-7956-2

Alle hier vorgestellten Bücher sind auch als ebook erhältlich.

G|U

Mehr von GU auf **gu.de** | **gu.verlag** | **gu.verlag**

QUALITÄTS G|U GARANTIE

LIEBE LESERINNEN UND LESER,

wir wollen Ihnen mit diesem Buch Informationen und Anregungen geben, um Ihnen das Leben zu erleichtern oder Sie zu inspirieren, Neues auszuprobieren. Wir achten bei der Erstellung unserer Bücher auf Aktualität und stellen höchste Ansprüche an Inhalt und Gestaltung. Alle Anleitungen und Rezepte werden von unseren Autoren, jeweils Experten auf ihren Gebieten, gewissenhaft erstellt und von unseren Redakteur*innen mit größter Sorgfalt ausgewählt und geprüft.

Haben wir Ihre Erwartungen erfüllt? Sind Sie mit diesem Buch und seinen Inhalten zufrieden? Wir freuen uns auf Ihre Rückmeldung. Und wir freuen uns, wenn Sie diesen Titel weiterempfehlen, in Ihrem Freundeskreis oder bei Ihrem Online-Kauf.

Sollten wir Ihre Erwartungen so gar nicht erfüllt haben, tauschen wir Ihnen Ihr Buch jederzeit gegen ein gleichwertiges zum gleichen oder ähnlichen Thema um.

KONTAKT ZUM LESERSERVICE

GRÄFE UND UNZER VERLAG
Grillparzerstraße 12
81675 München
www.gu.de

Impressum

G|U

GU ist eine eingetragene Marke der GRÄFE UND UNZER VERLAG GmbH, www.gu.de

ISBN 978-3-8338-9420-6
1. Auflage 2024

Projektleitung: Franziska Mohrfeldt
Lektorat: Annika Genning | Text-Genuss
Texte: Matthias Riedl, Sylvie Hinderberger
Bildredaktion: Simone Hoffmann
Cover und Umschlaggestaltung: ki 36 Editorial Design, München, Anika Neudert
Layout: Dorothee Griesbeck, griesbeckdesign, München, unter Verwendung einer Designvorlage von ki 36 Editorial Design, München, Katja Wohnrath
Herstellung: Petra Roth
Satz: Dorothee Griesbeck, griesbeckdesign, München
Reproduktion: Longo AG, Bozen
Druck und Bindung: Firmengruppe APPL, aprinta druck, Wemding

Umwelthinweis:
Nachhaltigkeit ist uns sehr wichtig. Der Rohstoff Papier ist in der Buchproduktion hierfür von entscheidender Bedeutung. Daher ist dieses Buch auf PEFC-zertifiziertem Papier gedruckt. PEFC garantiert, dass ökologische, soziale und ökonomische Aspekte in der Verarbeitungskette unabhängig überwacht werden und lückenlos nachvollziehbar sind.

Bildnachweis:
Cover: Andreas Sibler (Porträt), GU-Archiv/Grossmann.Schürle (Rezeptfoto), Good Ware/Flacation (Icon)
Rezeptfotos: GU/Stockfood Studios/Meike Bergmann
Getty Images: S. 10; GU/Alexandra Vent: S. 15, 60; GU-Archiv/Grossmann.Schürle: S. 69, 71, 74, 81, 82, 84, 87, 90, 95, 97, 107, 135, 137, 143, 145, 155; Andreas Sibler: S. 4; Stocksy: S. 26, 64; The noun project: 66

Syndication:
Bildagentur Image Professionals GmbH, Tumblingerstr. 32, 80337 München
www.imageprofessionals.com

GRÄFE UND UNZER

Ein Unternehmen der
GANSKE VERLAGSGRUPPE